# もうだまされない
# 新型コロナの大誤解

国立病院機構仙台医療センター
ウイルスセンター長
**西村秀一**

GENTOSHA
幻冬舎

# はじめに

## 怖いのはウイルスよりも、間違った情報の蔓延だった

・何人もの人がワインボトルに触れると感染するからと、グラスワインしか提供しなくなったレストラン
・50㎝四方ほどのアクリル板をテーブルの中央に置き、それを感染対策とする飲食店
・選ぶ時に客が触るからと、従業員が定期的に商品を消毒する大手スーパー
・試合前にリング下でグローブを消毒される格闘家

呼吸器系ウイルス感染症の対策としては、思わず笑ってしまうものが蔓延《まんえん》しています。
どれも「えっ！　どこがいけないの？」と思われた方もいらっしゃることでしょう。
しかしこれらの例は、実はほとんど意味のない感染対策なのです。でも、笑えません。
私達は、マジメに間違ったことをやっている人達を笑えません。笑えるのは１００年

後の人間だけです。

メディアに毎日登場する「専門家」や「○○に詳しい人」が、耳タコの説明をくり返していますが、的外れなことが多く、あきれるばかりです。そうした説明を吹き込まれた政治家も、ゼロリスクを求めて最大の注意を呼びかけます。

彼らのやることと言えばそれだけであり、その結果、感染の不安のまっただ中にいる人達は、今述べたような一見対策風なナンセンスなこと、今までやらなかった余分なことを一所懸命に実行するはめになります。

まるで「新しい生活様式」などではなく、「新しい不自由生活」への誘導です。

確かに新型コロナウイルス感染症は、やっかいな病気です。人体に悪影響を及ぼすウイルスによる感染症を怖がることはもちろん必要ですが、ゼロリスクを追求するあまりの過剰な対策で不必要な不自由が生じています。トンチンカンな対策が、役に立たないどころか、コロナ以外での健康への悪影響や社会の分断などの弊害も生んでいます。

本当にやるべき対策で身を守るためには、情報を受け取る側のみなさん自身が、やらなくてもいい対策を冷静に判断し、やらない、あるいは拒否していく必要があります。

そのためにはまず、

・なぜ不都合なことが起きるのか？

・本当はどうなのか？

・感染の可能性や確率はどれくらいあるのか？

という疑問を持つことです。そして、正しい知識を持った上で理屈に合った有効な対策を講じていく。そう考えると、ずっとシンプルに暮らしていけます。

マムシ捕りの達人は、みんなが怖がるマムシを自分から捕まえにいきますよね。どうやったら噛《か》まれないか、どうマムシが反撃するかが分かっているからできるのです。

同様に、呼吸器系のウイルスをよく知る私には、日常生活空間のどこにウイルスがいて、どの程度の危険性があるのかが見えています。

ウイルスは実際には特殊な顕微鏡でなければ見えませんが、正しい知識を持つことで、あなたにもウイルスの姿が見えてくるはずです。

ところで、本書の副題「もうだまされない」は、誤った知識を信じこむ自分自身にだまされないという意味です。本書にたびたび登場する「専門家」や行政といった具体的な対象をイメージして、「よくもだましたな」と非難しているわけではありません。なにとぞご理解ください。

私達は、これまでいろいろな機会にいろいろなルートで教わった情報を、まずは信じるのが普通です。私達は弱い人間です。その中に誤りがあっても、それが正しいと思い込んでしまうことは普通にあります。非難されることではありません。自分自身が弱い自分に簡単にだまされるということでもあります。自分をだます相手というのはそういった古い自分です。

古い自分にだまされて、自らを精神的にも実生活の上でも不自由な境遇に追い込んでしまっている人達に、自分を解放して新しい自分になってもらう手助けをしたい。この本は、そんな願いを込めて作った本です。『新型コロナの大誤解』を、そうした人達、そしてコロナ禍と闘っているすべての人に捧げます。

独立行政法人国立病院機構仙台医療センター
ウイルス疾患研究室室長・ウイルスセンター長　西村秀一

もうだまされない **新型コロナの大誤解** 目次

## 第2章 手洗いよりうがいのすすめ

## 第3章 ＰＣＲ検査をただ増やせば良いという大誤解

## 第4章 ウイルスに勝つマスクの達人になる

## 第5章 こうすれば飲食店も営業できる

## 第6章　ウイルスと細菌は違います

## 第7章 新型コロナはいつ終息するのか？

※本書ではウイルスに「活性化がある」を「生きている」、ウイルスが「不活性化する」を「死んでいる」と便宜上表記しています。詳しくは１８５ページをご参照ください。
また今回のパンデミックを引き起こしたウイルス（SARS-CoV-2）を新型コロナウイルスと表記します。

# 第1章

# 新型コロナは空気感染だと知れ

# ビニールカーテンやパーティションの危険な落とし穴

新型コロナウイルスのパンデミックが起きてから1年半経つというのに、見えてきたのは巷《ちまた》に広がる大誤解です。例えば、スーパーやコンビニのレジに設置したビニールカーテンが、店員を守っていると思ったら、大間違いです。

守られないどころか、かえって危険なことが多々あります。

目の前の客の飛沫《ひまつ》は、確かにある程度は防げるでしょう。しかし問題は、すぐに落ちる大きな飛沫よりも空中を漂《ただよ》うエアロゾル（33ページ参照）なのです。

例えば、店員のすぐ後ろに壁がある場合、店内の客が咳《せき》をしてすき間からウイルスを含むエアロゾルが入ってきたら、なかなか抜けていかず長時間それにさらされることになるのです。

壁とビニールカーテンに囲まれた中で、ウイルスを吸い込む結果になるのです。閉鎖された場所では、パーティション（隔壁）などはむしろない方が安全です。空気が流れ

### レジのビニールカーテンは逆効果

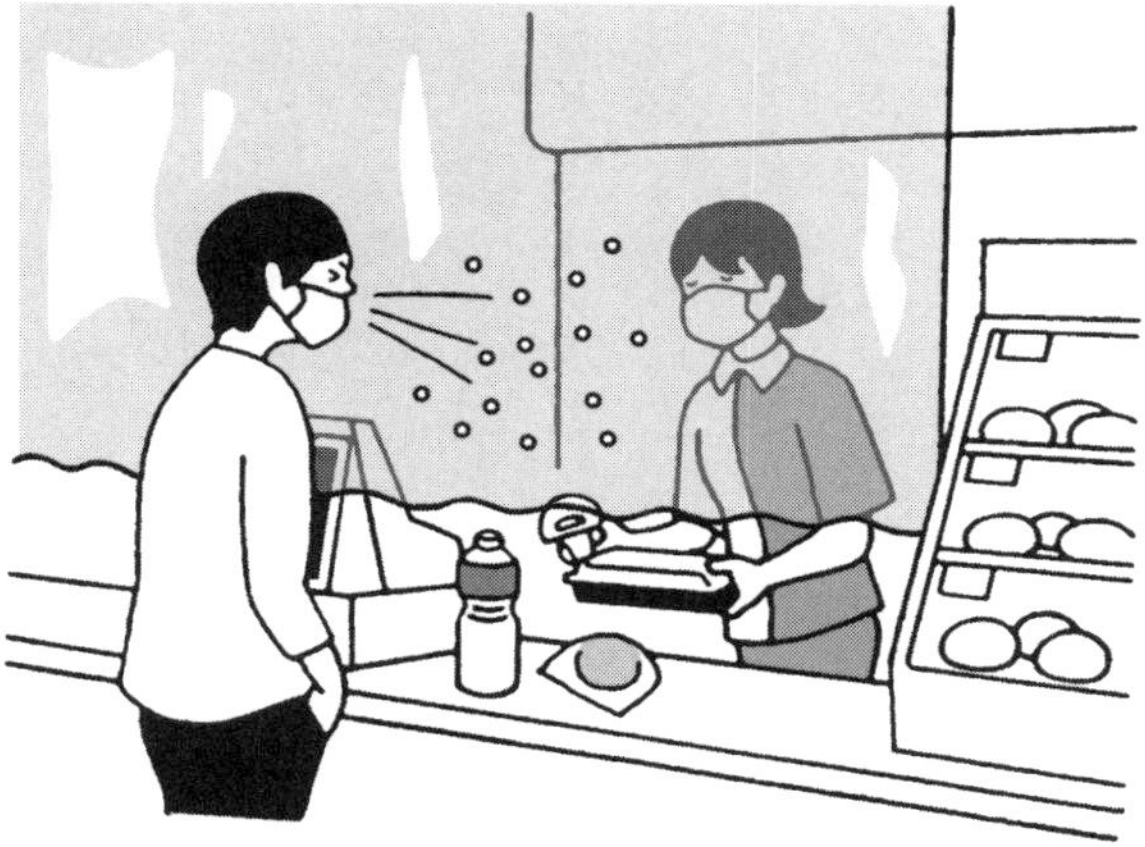

目の前の客の出す飛沫からは
守られているかに見える

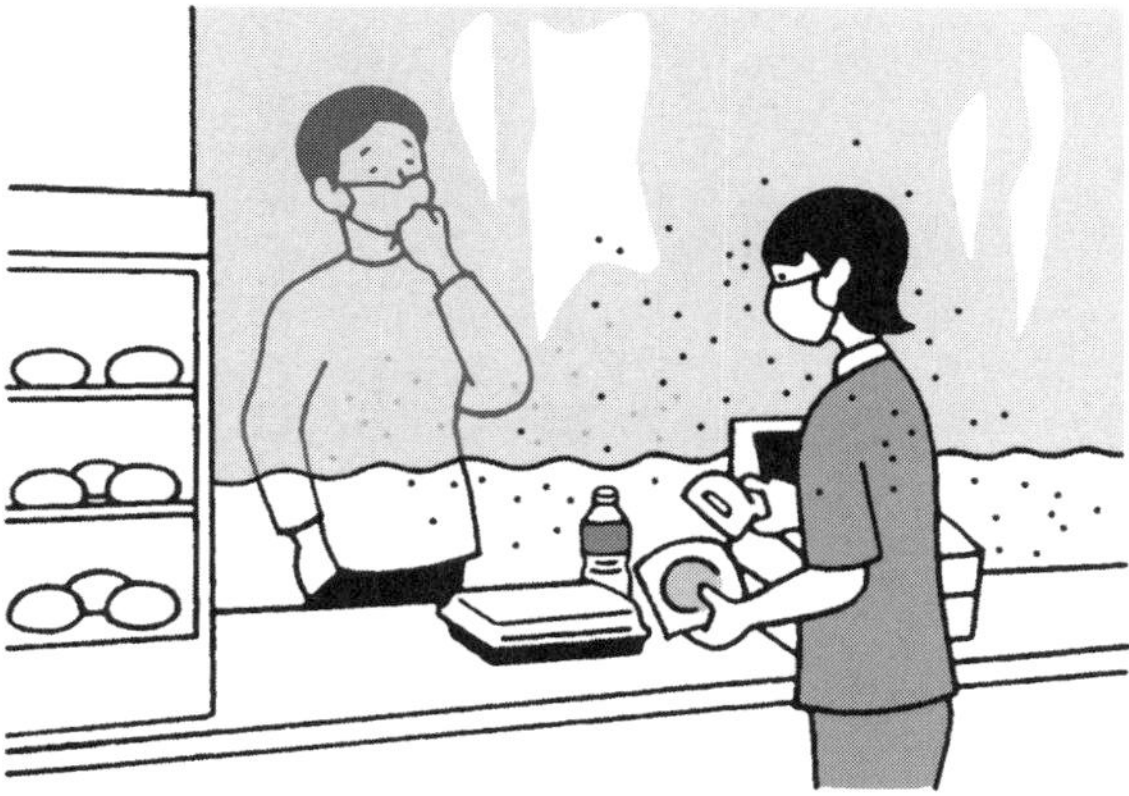

店員側から見ると、いったんエアロゾルとして入り込んで
しまったものがカーテンと壁の間で滞留し、かえって危険

て抜けていく方が、はるかに良いのです。

飲食店のテーブルの中央には、決まりごとのように50㎝四方ほどのアクリル板のパーティションが置かれるようになってきました。また、たくさんの人がいるオフィスでも、机と机の間を透明のパーティションで仕切っている光景をしばしば見受けます。

床から１４０㎝の高さがあれば会話や咳をしても飛沫を止められると、スーパーコンピュータ富岳のシミュレーション結果を引き合いに出して言われているようです。しかしテレビニュースでお馴染みのあの映像は、普通ではあり得ない無風状態での、それも1回の咳だけしか見せていません。

直進する飛沫は止められても、小さなエアロゾルは、空中を漂いアクリル板を簡単に越えます。そのまま会話を続けたり何度も咳をしたりすれば、反対側に行く量は増えていき、リスクはさらに高まります。

良かれと思ってした対策が、逆効果になっているのです。

パーティションやカーテンに頼ってはいけません。真に有効な対策は、換気をしっかりすることに尽きるのです。

# テーブルやいす、ドアノブの消毒なんて無意味です

「身のまわりのあらゆる物の表面には、ペンキ塗《ぬ》りたてのようにウイルスが付着している」という、本当はあり得ない話をもとにした対策があちこちに見受けられます。

子ども達のための公園の遊具を使用禁止にしたり、スーパーで購入した商品にウイルスがついているからと、パックの表面を消毒している主婦も多いという話も聞きました。私に言わせれば、どれもまったく必要のない心配です。

ウイルス全般の話をいたしましょう。私達の世界にはいろいろな種類のウイルスが存在します。しかし、物の表面で人間に病気を起こすウイルスに出合う可能性は、実はほとんどありません。

ウイルスを大きく分けてみましょう。ヒトを含む動物に感染するウイルス、環境（微）生物に感染するウイルス（次ページ参照）などに分けることができますが、では

**地球上にはさまざまなウイルスがいる**

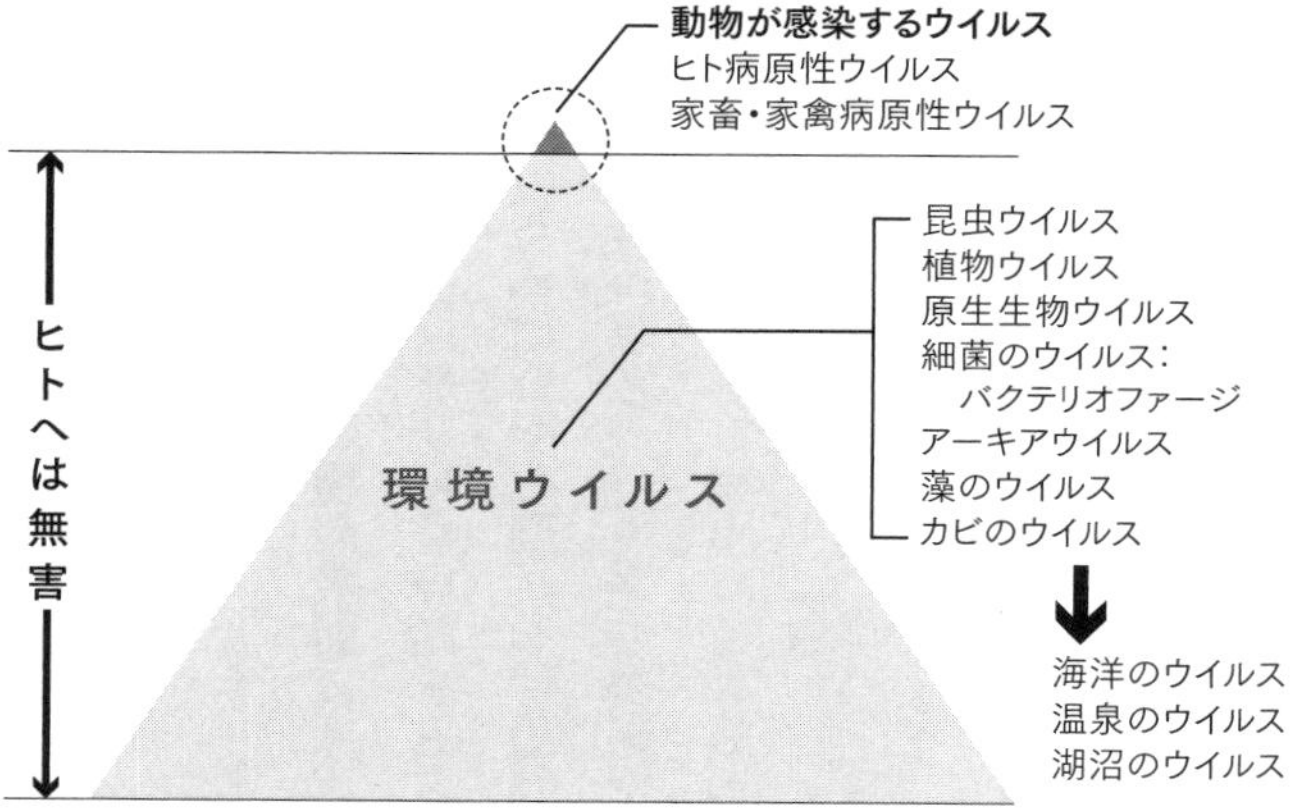


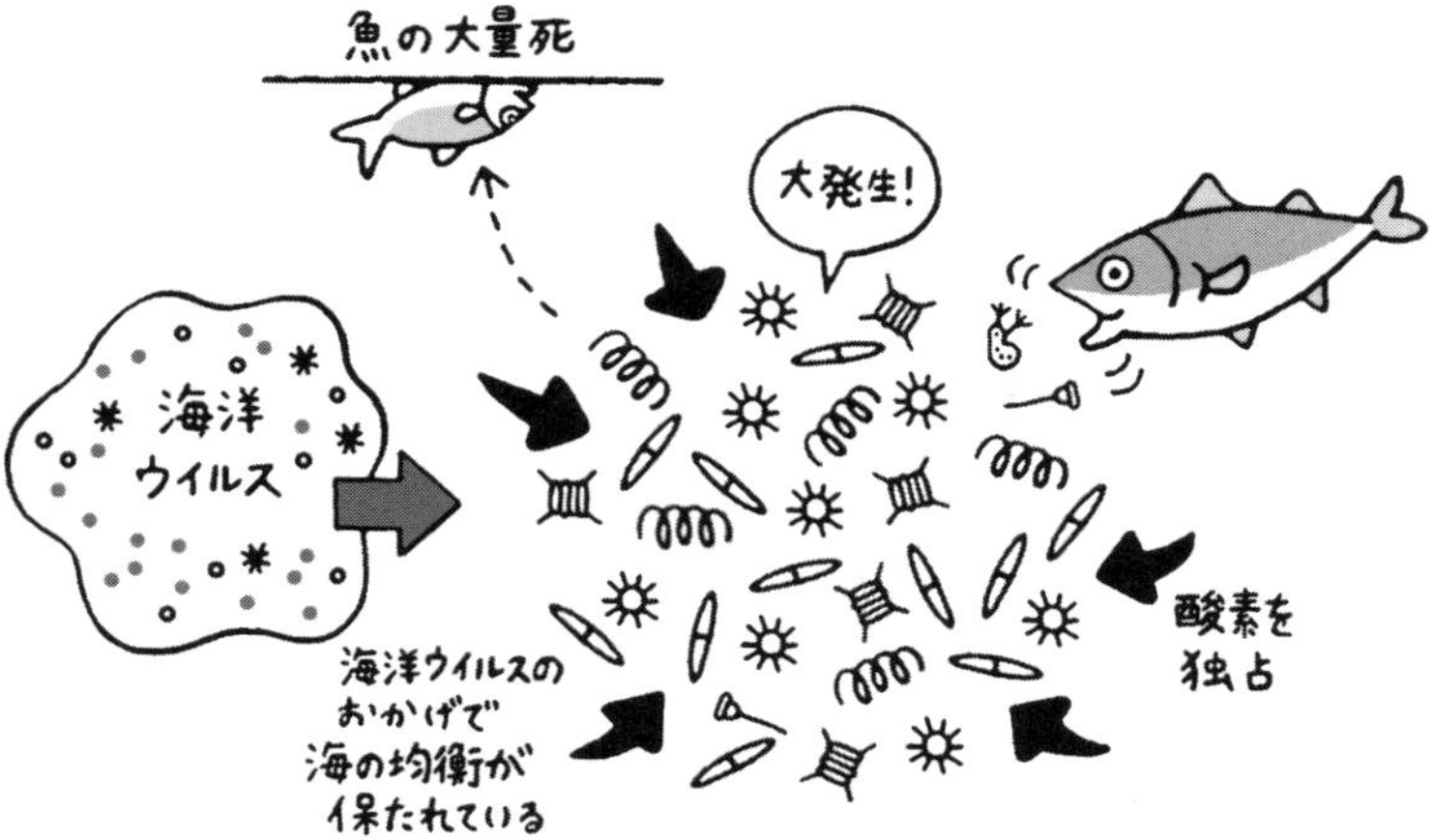


海洋ウイルスは増えすぎた赤潮のプランクトンなどに感染し、海の生態系を守っていたりもする

ヒトへの病原性を持つウイルスはといえば、これらの中のごくごく一部です。

しかもウイルスは、何らかの生きた細胞の中でしか生きることはできません。もし新型コロナウイルスが物の表面にいたとしても、「細胞内でしか生きていくことができない」という根本的な性質を考えれば、そこで感染力のあるウイルスが増えるようなことはあり得ないと分かるはずです。

つまり普通の環境下では、テーブルやドアノブの表面には、生きたウイルスはいません。

ほとんどのウイルスは、細菌やカビ、昆虫、植物などの中で、人間には害を起こさない、独自の世界を形成しています。それらをわざわざ全部アルコール消毒する必要などありません。

スーパーの商品やお金、宅配便で届いた段ボール箱、図書館の本……。どれもいちいち消毒するほど気を遣《つか》う必要はありません。そこに生きたウイルスがいることを証明した人は誰もいません。

一時的に付着することはあるかもしれませんが、付着したウイルスは時間の経過とともに減っていきます。図書館の本を端から消毒するなど、余計なことをする必要はまったくありません。

世界的に「物の表面からの感染はない」ということがコンセンサスとなりつつある今になって、変異株の出現に過剰なまでに反応し、お金や段ボール箱の表面のウイルスやドアノブ感染の脅威を言い出し始める政治家が出てきました。そしてそれに大手メディアが協力して、一般市民を脅《おど》し萎縮させています。

その知的背景は、限られた条件下での限られた実験成績でしかなく、実社会ではまったく証明されていない話です。そこまで言うなら、それを吹き込んだ「専門家」や自称感染症学者が、スーパーのレジのお札から、または街のあちこちからウイルスの存在を証明するべきです。

ちょっとした論文の抄録あるいは結論だけ読んで分かったような気になって、頭の中で考えたことだけで、あたかも専門知識のように語る手合いが多くて困ります。しかし、多くの健全なる良識を持つ「考えることができる人達」は、正直に疑問を投げかけています。

「お札にウイルスがたくさんいるなら、そしてそれが感染の大きな脅威なら、世界中のあちこちの銀行でクラスターが発生してなきゃおかしいよね！」

もっとも、感染した人がわざと汚染しようとした場合なら話は別ですが、それはもはやテロです。誰の仕業であれ、一目で分かるくらいべったり塗りつけなければ、長時間生き残るウイルスは存在しません。誰かの吐《は》いた痰《たん》やつばを、わざわざ大量に拭《ぬぐ》いとる人もいないでしょう。

「いやいや、そうは言っても新型コロナが流行《はや》っている。咳とともに落ちた飛沫が……」と思う人がいるかもしれませんが、今のようにみんながマスクをしている状態では、飛沫がまとまって落ちていることはまずありません。

もしマスクをしていない感染者が普通に咳をした程度なら、物につくウイルス量は限りなく少なく、生きたウイルスがいたとしても短い時間でいなくなります。

仮に飛沫がついたものを触ったとしても、手を介して感染することを神経質に恐れる必要はまったくありません。

もしそれでも自分の手についたかもしれないと心配になったら、流水で軽く洗えばいいだけの話です。

# 皮膚からの感染はあり得ない<br>ウイルス学的理由

「手」からの感染があるか、というお話を、もう少し詳しくいたしましょう。

一般的にウイルスは、皮膚からは感染しません。

皮膚はいくつもの層からなり、一番外側にあって外界と接する部分は「角質層」と呼ばれます。角質層には、外からの刺激や病原体から体の内部を保護したり、水分が逃げるのを阻止したりするバリア機能があります。

バリア機能だけでも防御効果がありますが、さらに加えて、この角質層は剥《は》がれ落ちる寸前のほぼ生きていない細胞です。細菌なら、死んだ細胞も餌《えさ》にして増殖することができますが、ウイルスは生きている細胞の中でしか増えることができません。ですから、ウイルスが皮膚から感染することはあり得ないのです（例外として、イボを作るウイルスには感染するものがあります）。

ウイルスがこのバリアを破って体内に侵入するには、犬が噛んだり、蚊が刺したり、注射針で刺したり、何らかの方法でそこを物理的に突破しなければなりません。肝炎ウイルスが注射を介して感染したり、エボラウイルスがささくれから侵入したりすることはあります。

しかしインフルエンザウイルスのような呼吸器系ウイルスは、もし偶然に皮膚に傷がついていたとしても、また少しくらい荒れていたとしても、そこから直接感染することはありません。

また、手の表面を覆《おお》う分泌物にも、細菌から体を守るメカニズムがあり、これも一つのバリアです。

一方、皮脂が抜けてカサカサになった手からは、角質層が脱落しやすくなります。ウイルスの感染対策に力を入れるあまり、過剰な手洗いやアルコール消毒をするのは、皮膚のこうしたバリア機能を自ら破壊する行為です。ウイルスを防ぐつもりが、それでは他の細菌からの防御ができなくなります。

手の消毒のやりすぎは効果がないし、それどころか、かえって害です。

# 目・鼻先からの感染も、神経質に考えなくて良い

「皮膚から感染しなくても、手にウイルスがついた場合、その手で触った目や鼻の粘膜から感染する危険があるのでは？」という心配の声も聞かれます。感染防止のため、手洗いやアルコール消毒を、みなさん念入りに行っているようです。私から言わせると、たいして重要でもないのに、そこだけはしっかりやっていると言っていいほどです。

ウイルスがついた手で目・鼻を触って起きる感染が、いわゆる「接触感染」です。接触感染の危険性はもちろんゼロではありませんが、ウイルスがどこにいるか分からないような医療現場はさておき、一般生活の上ではさほど心配する必要はありません。それは、どうしたら接触感染が起きるのかを考えれば分かります。

例えば、目からの感染はほとんど考えられません。すでに感染した人が、ウイルスの付着した手で自分の目を触り、結膜炎を起こすといったケースはあるかもしれません。

ウイルスによって感染する場所が違う

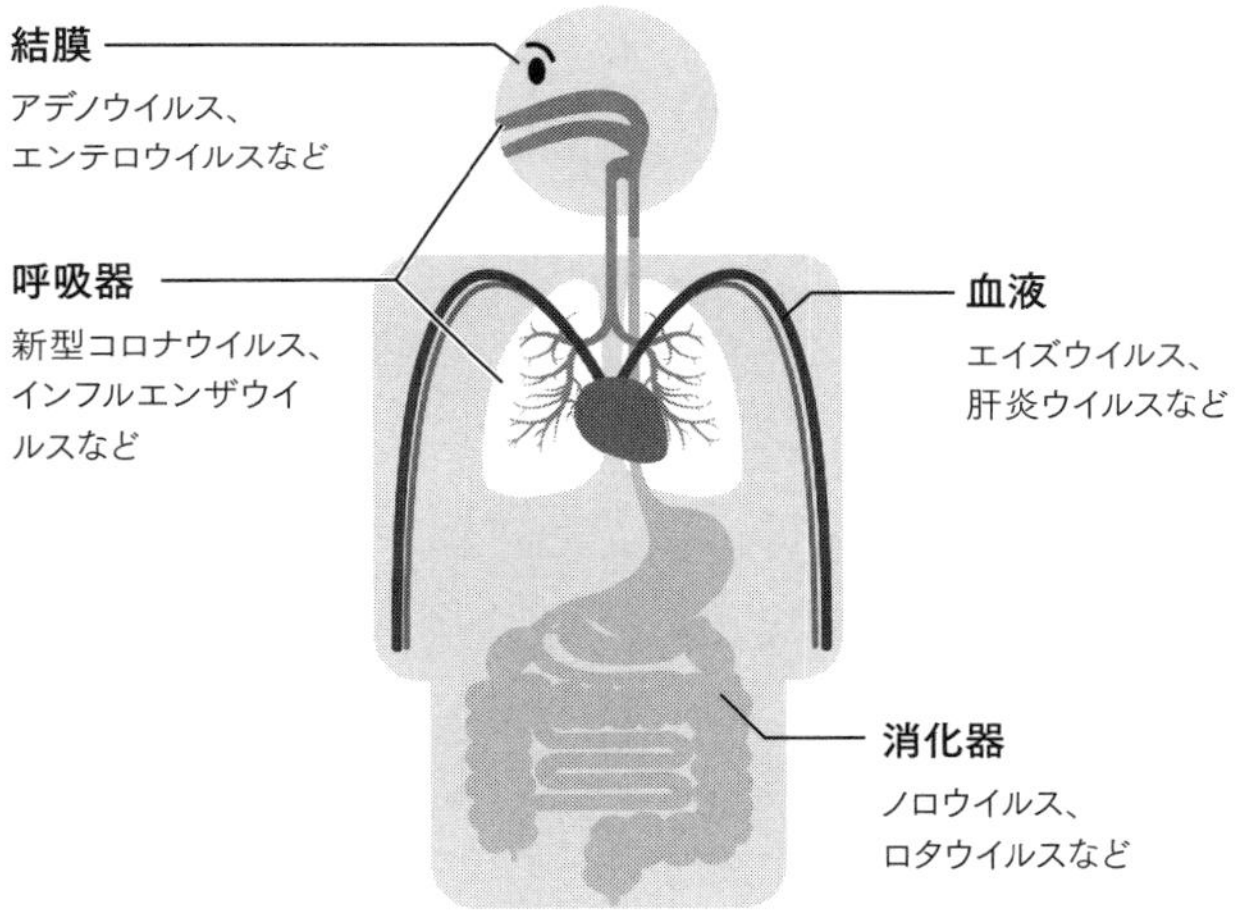


しかし、目から新型コロナウイルスに感染して肺炎を起こしたという報告例は、聞いたことがありません。

21年の5月になってさえ「目から鼻に抜ける鼻涙管経由での感染があるので気をつけるように」と、目からの感染リスクを強調してまことしやかに伝えているテレビ番組がありました。しかも、ゴーグルかフェイスシールド（134ページ参照）をすすめるというおまけつきです。

確かに目と鼻は鼻涙管という細い管で解剖学的にはつながっているので、目から鼻に抜けて感染するということがあってもよさそうです。

でも明らかに誤りです。と言うのも、

外気中のエアロゾルにいるウイルスが、目から入って鼻涙管経由で鼻に抜け出て来ないことは、インフルエンザに関する、ボランティアによるヒトでの実験で、すでに明らかになっているのです。目からは感染しません。ゴーグルもフェイスシールドも無意味です。そもそも目から感染するほどの状況なら、鼻から吸っているはずです。

手で鼻を触って感染することも、通常の行動ではまず考えづらいものです。もしウイルスがついた手で鼻の「粘膜」を触ってしまったら、感染のリスク大です。しかし指で鼻の頭に触れたくらい、あるいは鼻の入り口近くを触ったくらいなら問題はありません。鼻毛が生えている範囲くらいまでは、解剖学的に粘膜ではなく「皮膚」なのです。皮膚からは感染しません。

誰かが出したウイルスがたっぷり付着した物に触れた指を、すぐその場で鼻の奥まで突っ込むようなことをしない限り感染しません。子どもや認知機能などに問題がある人は別にして、一般の大人が人前でそのようなことをするのか、現実的にあり得ない行動も含めて、正しくリスクの程度を考えることが必要です。

さらに口からの感染の可能性について、少し考えて見ましょう。

まず、環境（ドアノブやテーブルなど）から指に付着して、それを舐《な》めてしまうと感染すると言う人がいましたが、そもそも環境にウイルスはいません（21ページ参照）。

では、口からのウイルス曝露は、ウイルスのついた飲食物やキスのような直接的なものでしょうか。

飲食物からの感染は、新型コロナと同じ高病原性のコロナウイルスで起きた２００３年のＳＡＲＳや２０１２年に始まるＭＥＲＳ流行の経験も含め、これまでに報告はありません（１６４ページ参照）。ただし確実に、「飲食物からの感染はない」ことを証明しようと思ったら、ヒトを使った実験が必要です。英国で行われているというボランティアの感染実験あたりから情報が出てくるかもしれません。

飲食物からの感染がまったくないとは言い切れませんが、だからといって神経質に気にし過ぎるのはいかがなものでしょうか。

次に口から口への接触行為で直接伝わる可能性ですが、もともと感染者の口の中でのウイルスの存在は知られています。口唇粘膜上の、微細な唾《だ》液腺《えきせん》のウイルス感染が報告されてもいます。

以上を考えると、いくら神経質になるなと言っても、我々日本人の習慣にはありませんが、よく知らない人とキスをしたり、飲み物を複数の人で回し飲み（唾液が直接口に入る危険性）したりといった行為は避けておいた方が良さそうです。

くり返しますが、新型コロナウイルスは皮膚感染はしません。そして接触感染も粘膜に直接ウイルスを塗り付けるような行為さえ避ければ、まず起こりません。

# 最も気をつけるべきは「ウイルスの吸い込み」

感染リスクが最も高い危険な行動は、ウイルスを吸い込むことです。吸い込まれたウイルスが上気道に感染するといわゆる風邪に似た症状となり、肺を含む下気道に達すると重症化します。

同程度の少量のウイルスがいたとして、手を介して粘膜にたどり着くウイルスは極めてわずかな一方、呼吸で吸い込めば多くが鼻の奥や気道へとやすやすと入り込みます。それを媒介するのが大きな意味での飛沫、つまり患者が呼吸や咳、くしゃみなどをした時に出る液滴《えきてき》です。

新型コロナウイルスは、呼吸器粘膜で増殖します。

気道（鼻、喉《のど》、気管、気管支、細気管支）の粘膜の表面は、つねに浸出液と呼ばれる気道細胞由来の液に覆われているのですが、感染した人の浸出液には、感染した気道粘

呼吸器系と気道

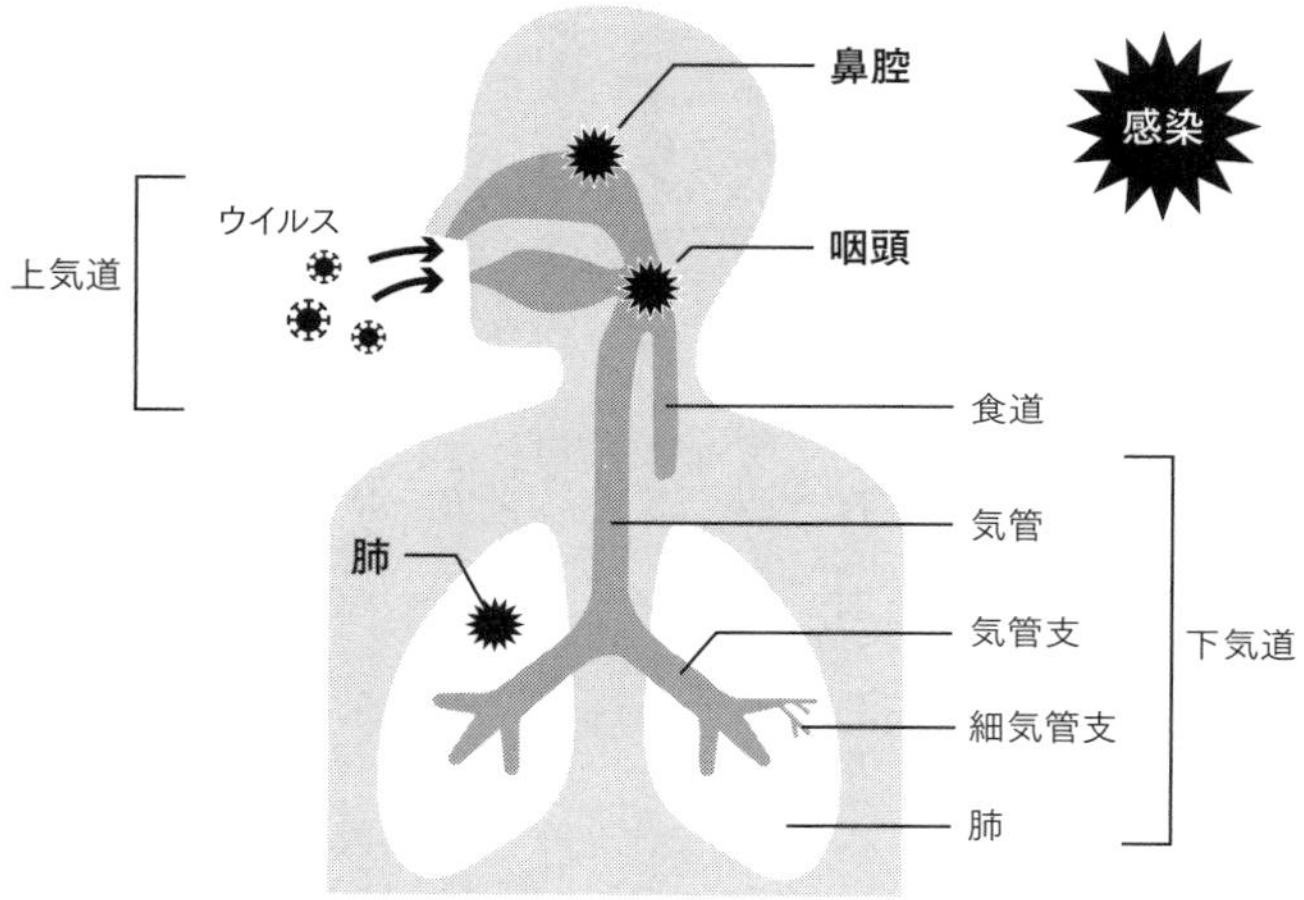


膜細胞から出たウイルスが含まれています。そこを通る空気の流れによって、ウイルスを含んだ浸出液がちぎれ、大小さまざまなサイズの液滴（広義の「飛沫」）となって体外へ排出されるのです。

例えば、咳、くしゃみ、大声、運動時の荒い息など、空気の流れが強いほどちぎれる液の量が増えます。飲み物を飲んだ後のストローを、空中に向かって強く吹いた時と同じです。

それらの中で大きく重い飛沫（狭義の「飛沫」）は短時間のうちに落下します。軽ければ空中に浮いた状態で乾燥していきます。中間の物は、空気の中をゆっくりと沈んでいきます。

ただ、無風状態ならそうやって時間をかけて落ちる比較的大きな飛沫でも、日常の生活空間では空気の動き（風）があるため、ほとんどが空気の流れに乗ってかなり長い時間、空中を漂い続けます。

空中に浮く広義の飛沫が、短い時間で完全に水分を失って乾いたものがこれまで飛沫核と呼ばれてきました。軽すぎるため、下に落ちることはありません。

このような、空中を漂う広義の飛沫と飛沫核を、まとめて「エアロゾル」と呼びます。専門的な定義では、「気体とその気体中に浮遊する、固体もしくは液体の粒子」がエアロゾルとされています。乾燥しているか、水分を含んでいるかは、関係ありません。空中に浮かぶ粒子は、すべてエアロゾルです。

人が出すエアロゾルは、咳やくしゃみだけでなく、人が生きている限り、量は前者に比べずっと少ないものの、呼吸や会話といったあらゆる場面でつねに排出されています。

だからといって過剰に恐れる必要はありません。人が出すエアロゾルすべてに、ウイルスが含まれているわけではないからです。というより、エアロゾルの中でウイルスを含むのは実はほんのわずかにすぎません。

# 冬場に重症者が出やすい本当の理由

ここで、「エアロゾルという舟に乗ったウイルスが感染を起こしている」として考えてみましょう。舟（エアロゾル）に乗った乗客（ウイルス）による感染という意味ではエアロゾル感染です。しかし、この舟を流す川の水に相当するのが風（空気）の動きだとしたら、空気に乗った感染という言い方もできます。新型コロナウイルスの感染は、空気感染なのです。

水の中のウイルスによる感染を「水系感染」、血液中のウイルスによる感染を「血液感染」と呼びますから、空気中に浮かぶウイルスによる感染は、誰が何と言おうと「空気感染」です。

飛沫と飛沫核という言葉があることは、先に述べました。これはエアロゾルを粒子の大きさで二つに分けようとする考えでした。しかし、飛沫、飛沫核、エアロゾルを別物

**エアロゾルの解釈の模式的図**

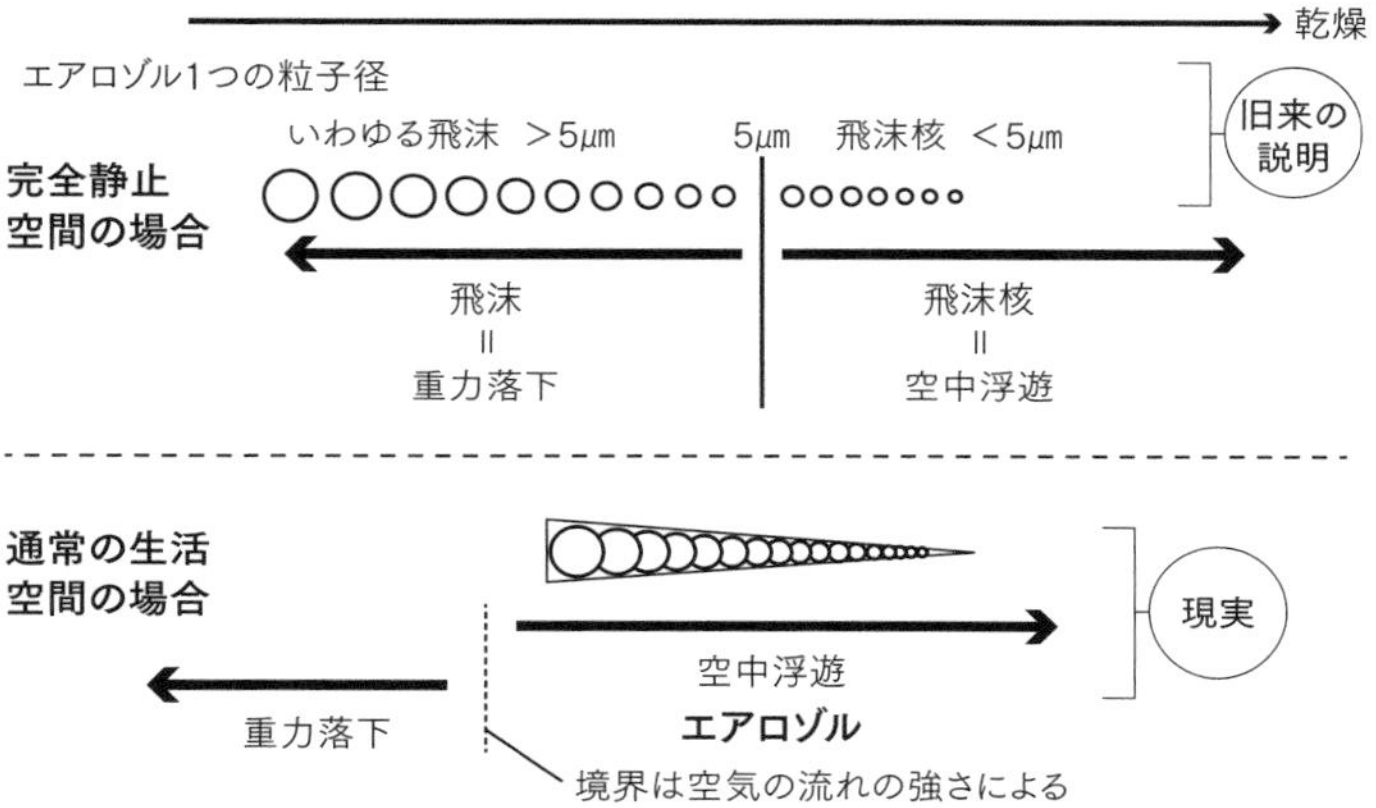


※1μm（マイクロメートル）＝1㎜の1000分の1の長さ（大きさ）

として論じることは、はなはだ無意味です。

それはなぜか？　結論から言うと、現実の生活空間では、飛沫と飛沫核は、時間によって状態や大きさを無段階に変えるため、大きさで線引きすること自体、意味がないからです。一瞬前まではある程度大きな液滴で、理論上は落ちるはずだったものが、風に乗れば、落ちずに空中を漂《ただよ》い、エアロゾルになります。乾燥して小さくなっていき、そのまま水分を完全に失って飛沫核へと変わることだって珍しくないんです。

ある大きさを境目として「これ以上は飛沫、これ以下なら飛沫核」と明確に線引きすることなどできません。境界のないひとくくりの存在が、エアロゾルです。従来のエアロゾルの一部を言い換えているにすぎません。

これをなぜ問題にするかというと、これまでの古い考え方に固執する人達は、飛沫核による感染のみを空気感染とし、それ以外を飛沫感染と呼んでいるからです。しかし、それは誤りでした。

くり返しますが、粒子の大きさや乾燥の程度に関係なく、エアロゾル中のウイルスを、それが浮遊する空気を吸い込んで感染するのがエアロゾル感染であり空気感染です。

右を理解しないと、いつまで経っても空気感染の本質を理解できず、呼吸器系ウイルス感染症に対する正しい対処ができないことになります。

ただしエアロゾルの大きさは、それによって呼び名を分けることは無意味でも、「感染したらどの程度の症状を引き起こすか」には大きく影響します。

湿度が高い場合、粒子の乾燥が遅くなり、粒子の径が大きなままになります。その状態で吸い込んでも付着するのは鼻腔の粘膜であり、鼻腔でとどまっていれば鼻風邪程度の症状で済むことが多くなります。

ところが小さい場合には空気に乗って粒子が広く拡散し、さらには、吸った息とともにそのまま気管支や肺といった下気道まで到達し、発症とほぼ同時にいきなり重症化するということが起きやすくなります。

その意味で冬は、湿度が低く小さなエアロゾルが空中を漂い続けるうえ、暖房のために閉め切るので換気が悪い場合が多く、流行の規模が大きくなりやすいのです。また下気道感染のリスクが高くなります。だから、冬になると重症患者が多く出やすくなり、要注意なのです。

逆に言えば湿度が高い梅雨や夏の時期に、多くが軽症だったからと言って油断してはいけないということです。次に来る秋冬は、流行の規模も重症者の数も大きくなるのが普通です。

## 落下途中の大きな飛沫を吸い込むには、掃除機並みの吸引力が必要

体から出たばかりの広義の飛沫粒子は「すぐに落ちるもの（狭義の飛沫）」と「空中を漂うもの」に分かれます。それらは名前だけではなく、感染リスクも変わります。「すぐに落ちるもの」つまり大きい飛沫は、放物線を描きながら飛沫を出した人の２ｍ以内に落下するとされ、飛沫から逃れる対策として、「２ｍのソーシャルディスタンシング」が推奨されるようになりました。実際に距離を取ったり、パーティションやビニールカーテンが設置されたりしています。おかしな話です。

放物線軌道で落ちる大飛沫は、コンマ何秒という短時間で重力落下します。これを吸い込もうと思ったら、真空掃除機並みの吸引力が必要です。しかも鼻の穴は下を向いています。放物線軌道では鼻腔に入ってきようがありません。大きな飛沫による感染のリスクが、極めて低いことを理解してもらいたいものです。

ただし例外はあります。床やベッドで寝ている状態で顔の真上から話しかけられたような場合や、取っ組み合いをして顔と顔を近づけ上下が逆転するような位置関係なら、鼻から普通なら入らないような大きな飛沫が入ってくることはあり得ます。

また、鼻からは吸えなくても、口を開けていれば、飛沫が喉の奥へ飛び込んでくることはあるかもしれません。ただ、そんな漫画みたいなタイミングで感染する人は、そうはいないと思いませんか？

いずれにしても、通常の生活でマスクをしていれば、大きな飛沫はマスクで簡単にブロックされ、鼻や口の中に入るリスクはまずありません。飛沫による感染を防ごうとパーティションやビニールカーテンで空間を区切っても、ほとんど意味がありません。

くり返しますが、大きな飛沫は、実際の私達の生活上では、それほどリスクが高くないのです。

# ダイヤモンド・プリンセス号に乗り込んでわかったこと

「空中を漂うもの」はどうでしょう。こちらは大きな飛沫と違って、すぐには落ちず、風に乗れば２ｍより先まで届きます。届いた先で偶然吸われるようなことが起きれば、簡単に呼吸器に入り込みます。

感染が最も起きやすいのは、空中に浮遊するエアロゾルだと考えて間違いありません。

２ｍのソーシャルディスタンシングというのは、放物線軌道で落下する大飛沫の届く距離のように説明されていますが、本当はそうではなく、感染者が空気中に吐き出すウイルスが、空気に乗って運ばれ、広がることで、吸い込まれることがないほど希釈される距離と理解してください。

２ｍ離れていれば安全というわけではありませんが、その間に十分希釈はされます。密を避け２ｍ以上離れることで、感染の可能性は格段に下がります。

**船内の空調のイメージ図**

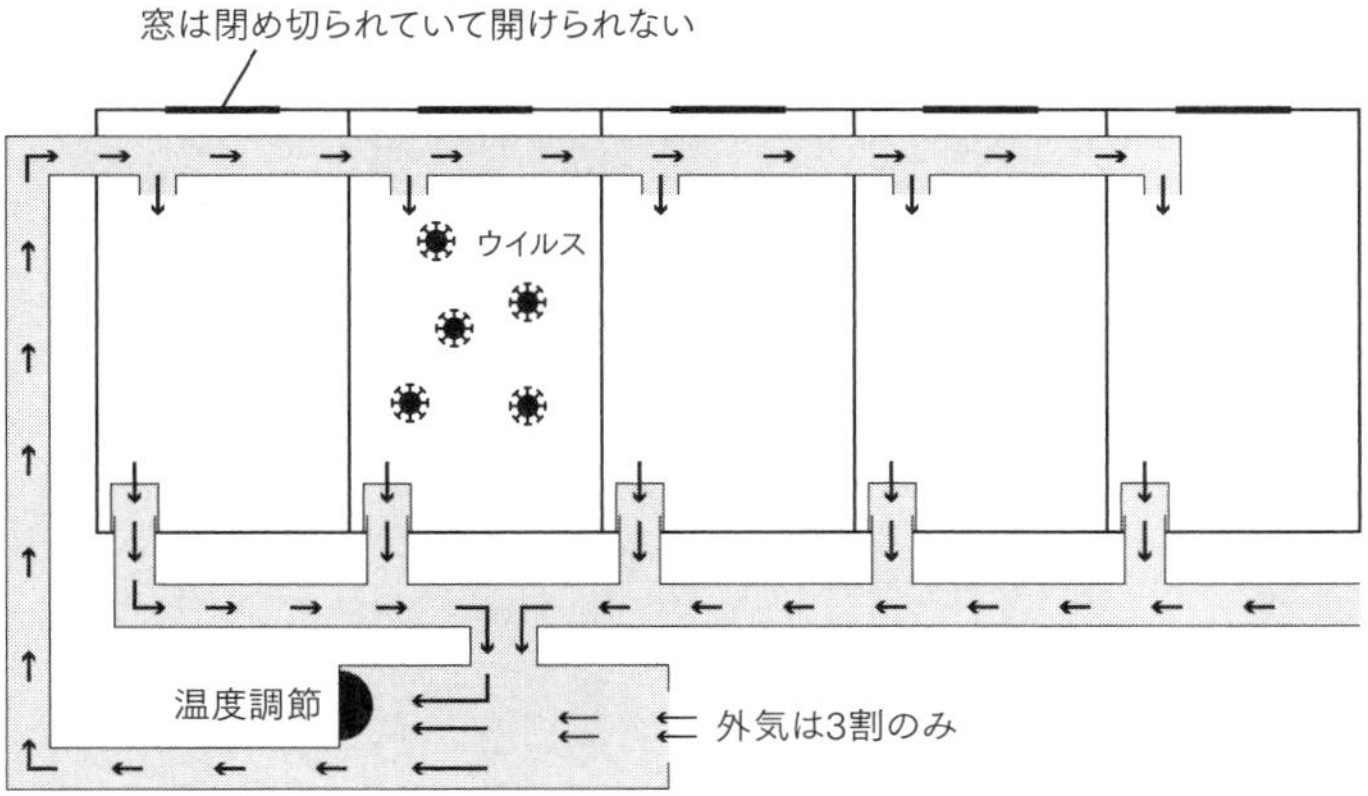


くり返しますが、エアロゾルを運ぶものは空気です。空気の流れに乗ってウイルスのいるエアロゾルが運ばれたことにより、感染者のクラスターが発生したと考えられる例がいくつもあります。

沖縄では、密室での1時間半にわたる会議で、30人の感染者クラスターが発生しましたし、中国でも、密閉状態だった長距離バスでの集団感染が報告されています。

レストランでエアコンの風の通り道となる席にいた9人の客のクラスター発生は、日本のニュースでも報じられました。

極端な例では、クルーズ船ダイヤモンド・プリンセス号。2020年2月、私も臨時検疫官として船に乗る機会がありましたが、船内に入る前に空調の設計情報を見ることができました。

結果、プリンセス号では省エネのため完全換気はせずに複数の客室の空気（排気）を1カ所に集め、3割ほどの新鮮な空気を加えただけで、温度を調節して再び各部屋へと循環させる方式だと分かりました。

当初、船の中での流行拡大を、「ウイルスで汚染された環境表面に手指が触れたことによる、接触による集団感染」であるとする非現実的な説明が、まことしやかになされました。船内の様子を見れば分かりますが、とうてい接触感染という説明では納得できません。

ウイルスを含んだエアロゾルが空気の流れに乗って移動しなければ、こうした大規模な感染は起きません。

明らかに「空気感染」でした。

新型コロナの報道では「空気感染」という表現がほとんど使われていませんが、アメリカの研究チームからはダイヤモンド・プリンセス号の感染も「空気感染（Airborne infection）である」との報告が出されています。イギリスのネイチャー、ランセットといった一流どころの科学雑誌、さらに米国ＣＤＣ（疾病管理予防センター）までもが「接触感染は稀《まれ》である」との論説を発表しています。

新型コロナのおもな感染様式が空気感染であることは、すでに世界の専門家の間では、コンセンサスを得た事実なのです。

# 「危険な空間」を認識すれば対処の仕方は明快

空気感染という言葉を使いたがらないのは、日本のお役所や「専門家」に限ったことではありません。その裏には、多くの人が抱く「空気感染は怖い」というイメージがあるようです。

空気感染する感染症の代表として知られるのが、麻疹《はしか》、水疱瘡《みずぼうそう》、結核です。3つとも遠距離での感染の報告から歴史的に空気感染ということになっています（少なくとも私は、この元になった論文は知らないのでこう言わせてもらいました）。そして極端な人は、空気感染はこの3種類以外にないとさえ言うこともあり、新型コロナウイルスも空気感染は起こさないと主張します。

しかし、それは誤りです。この3種類以外にも空気感染事例は、いくつもあります。誤った固定観念の広まりが、新型コロナウイルスの感染様式を理解し、正しく対策するための妨げになっています。

誤解してほしくないのですが、空気感染というとかなり長い距離の感染のことだと思われがちですが、大半はそうではありません。

空気感染というのは、あくまで「ウイルスを何が運ぶか」を言い表しているだけ。その意味でインフルエンザも、空気感染です。距離や時間を引き合いに出すのは、まったくおかしな話です。

現に、新型コロナウイルス感染対策として推奨されている「3密回避」は、私に言わせてもらえば、空中を漂うエアロゾルを介した空気感染のリスクの回避そのものです。にもかかわらず「空気感染」と明言しないのは解《げ》せません。

どこからか持ち出してきた「マイクロ飛沫感染」などという定義の曖昧《あいまい》な（あえて質問しますが「マイクロ」とは何ぞや？）造語を盛んに使っていますが、それは単に「空気感染」と呼ぶことから逃げているだけにすぎません。

実際にクラスターが発生した例を見ると、多くは、お酒を飲む店やスポーツジム、狭いライブハウスなどの、「密室状態で、多くの人が集まって長時間過ごした」という条件が共通しています。空気感染しやすい悪条件が重なっているだけで、別に長距離を強調するような状況ではありません。

新型コロナウイルスは、明らかに空気感染します。いくらすぐに落下するような大きな飛沫を防いでも無意味です。エアロゾルが空気に乗って移動します。

感染様式を理解しやすいよう説明しましたが、飛沫とか飛沫核とかいう古い区別など、一般のみなさんは忘れてかまいません。ただ、空気によって運ばれることだけは、認める必要があります。

狭義の落下飛沫による感染に比べて、空気感染の対策が難しいのは事実です。しかし、逆に空気感染だと認識すれば、対処の仕方は実に明確です。頭を使って考えれば、逃げられます。

# ご遺体を密封する必要なんてまったくない

新型コロナで亡くなった方のお葬式は、普通のやり方でまったく問題ありません。

それなのに、納体袋というビニール袋に入れて密封し、そのまま火葬することになっています。今は少しは改善されてお顔だけは見られるようになったところもあるようですが、昨年はほとんどの遺族は最後のお別れも許されず、遺骨を渡されておしまいでした。今でも場所によっては、お骨拾いさえ許されないと言います。これには私は大きな憤《いきどお》りさえ覚えています。

遺体から生きたウイルスが、出てくることなどあり得ません。

呼吸していないのですから。ましてや咳もくしゃみもしません。腐乱した遺体の内部にガスが溜《た》まって、何かの拍子に吹き出すことでも恐れているのでしょうか。普通に病院で亡くなった方なら、絶対にそんなことは起きません。

納体袋に入れて密封しなければならないことは、厚生労働省から自治体を経て病院へ、事務連絡の形で通知されています。この通知は現在の新型インフルエンザ等対策特別措置法、いわゆる特措法のもとになっていた法律とともにできたガイドラインに沿ったものでした。内容は、過去にアフリカで起きたエボラウイルス病のアウトブレイク（感染症の大発生）での経験を考慮して作られたものです。

アフリカのコンゴ（ザイール）で流行したエボラウイルス病（エボラ出血熱）は、体じゅうから血が出て死に至る感染症でした。現地では、葬儀に訪れた人々が、亡くなった人に頬ずりしたりキスをしたりして死を悼《いた》む文化があります。

エボラウイルスは、血液などの体液を介して感染します。現地の文化とウイルスの性質が相まって、弔問客の多くが皮膚のささくれや粘膜からのウイルスの侵入を許し、感染が広がりました。エボラ出血熱は空気感染ではなく、血液を介した接触感染だったとも言えます。

コンゴの事例をもとに、厚生労働省から病院や葬儀会社への事務連絡には、そうした恐ろしい感染症においては血液や体液、分泌物、排泄物などに触れないように、遺体に絶対に触れさせない決まりを作ったのでした。「顔に飛散するおそれがあるため、不織布製マスクや目の防具（フェイスシールドやゴーグル）を使用するように」とも書いてあります。

確かにエボラでは正しい対策でしょう。しかし、新型コロナはエボラのような感染の仕方はしません。空気感染なのに、新型コロナに合わせたガイドラインの改定がなされることなく、事が事務的に進められてきたのでした。私はこの事態に怒りを覚え、声をあげたところ、大きな反響が得られました。

私の発信が効いたかどうか分かりませんが、昨年の秋、この規定は少し緩《ゆる》めて良いとなり、一応厳重な防護体制を取った状況下ではありますが、対面し、お顔を見ることができるということにはなりました。

それでもまだ私は不満です。遺体を納体袋などというものに入れるなど、まるでゴミ袋に「物」を入れるかのような扱いに反対します。過剰な処置をする必要はまったくないのです。感染したら本当に怖い薬剤耐性結核でさえ、そんなことはしません。インフルエンザで亡くなった人と、同じ扱いをすればいいだけです。

しかし、昨年秋の通達が出されたことで、遺体の扱い、あるいは葬儀のあり方が大きく変わったかというとそうではありません。結局、通達はあっても少しだけ制約が緩められただけで末端の病院は、それ以上緩めることができずにいます。葬儀会社の意識のレベルがいまだに変わっていないからです。

風評を気にする業者の方も多く、そのためいまだ何も変わっていないところが多いと聞きます。それは詰まるところ「恐れすぎ」がいまだ解除されていないことが大きいのです。いつまでもゼロリスクを求め、「もし万が一何かあったら」をいつまでも引きずっているのです。

こうしたゼロリスク信仰のようなものはどこから来るのか？「遺体からの感染リスクはゼロではない」と言ってしまう事なかれ「専門家」に、少なくともその責任の一端はあると思います。

## 自称「専門家」の肩書きにだまされるな

何も新型コロナに限ったことではありませんが、みなさんがメディアの情報を信じて過剰に恐れている責任の一端は「専門家」にあると私は思っています。

間違いの構造を私なりに解析すると、以下の通りです。

問題の核となる専門領域（新型コロナならウイルス感染制御のガイドラインを決める人達）には、その分野の専門家がいます。ヒエラルキーを形成していて、上から下へ、そこからまた下へと知識や方針を伝えます。下は上に従い、一番下まで伝わります。そんな末端でも一般の人達にはれっきとした「専門家」です。

このヒエラルキーでは、下位のレベルは上のレベルの言ったことに、何ら疑問を持ちません。もしトップが、あるいは上層部を支える下の層が間違っていたら、ドミノ倒しのように全員が間違えたまま、医療や介護の現場そして最終的に一般市民に対して指導や説明をしてしまいます。

**専門家／知識のヒエラルキー（階層性）と社会の誤った理解の氾濫**

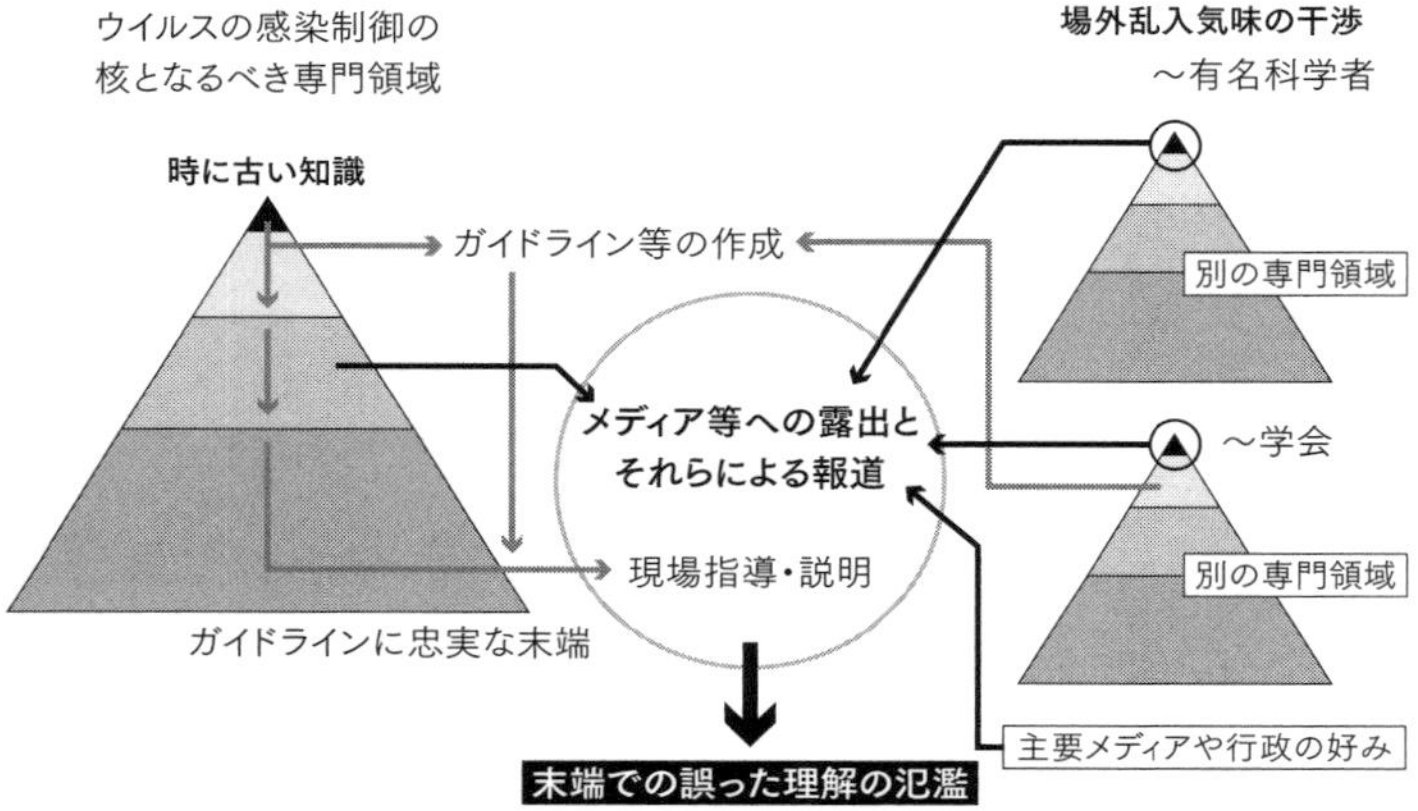


新型コロナの場合、ヒエラルキーによる弊害が、どうでもいいような環境消毒や、空気感染をいつまでも認めないことや、もっと具体的に言えば遺体の誤った扱いや過剰な手の消毒です。そして、ヒエラルキー下では、トップ周辺がちょっと方針を変えても、上からの指示や教育が下まで行き渡るのに時間がかかるのも確かです。

では、トップや上層部の間違いはどうして起こるかというと、実は彼らが、自身まったくの畑違いではないものの別の分野の専門家であったりすることが多いためです。

例えば感染症の専門家ではあっても細菌の感染症だったり、ウイルスだとしても呼吸器系ではなく血液のウイルスの専門家だったりという人が、「新型コロナの専門家」としてテレビの画面に登場します。そこに、なんとか賞受賞者などの有名科学者の意見までもが、まるで場外乱入者のように入ってきます。専門外でもブランド力のある人が意見を言えば、権威に弱い人達には影響力を持って広がります。

こうした、間違いだらけのガイドラインや情報、意見が、主要なメディアや行政や政治家の好みも手伝って前面に露出しているのが今の状況です。

医療関係者の方々、そして、素人であるみなさんも、メディアに毎日のように現れ情報を発信している自称「専門家」達の言説をうのみにしないでください。彼らの言説をもとにガイドラインを書いているような人達に対して、あらためて「それは本当か？」と直球で問いかけてほしいと思います。彼らは本当はそれが怖いはずです。

物理学者のニールス・ボーアの言葉に「専門家とは、非常に狭い分野で、ありとあらゆる失敗を重ねてきた人間のことである」というのがありますが、私は今の新型コロナの状況下では、皮肉を込めて引用したいと思っています。

## まとめ

●新型コロナは「空気感染」である。
閉鎖された狭い場所では、パーティションなどはむしろない方が安全。空気が流れる方がはるかに良いので、換気をしっかりすること。

●ウイルスは皮膚からは感染しないので、接触感染は気にしなくて良い。
消毒のやりすぎは効果がないどころか、かえって害。

●感染リスクが最も高い行動は、ウイルスを肺まで吸い込むこと。
乾燥した環境だと飛沫が小さくなり、吸い込みやすくなる。
だから冬は重症化する人が多く、逆に夏は少ない。

●新型コロナは、呼吸器系ウイルスが原因の感染症。
その専門家である私には、ウイルスの動きが見える。

# 第2章

# 手洗いより うがいのすすめ

# 対処の基本は長時間の3密回避とユニバーサルマスキング

空気感染を理解できれば、感染対策の考え方は実にシンプルです。「患者の口や鼻から出て、空気の流れに乗って運ばれる、生きたウイルスをいかに避けるか」ということに尽きます。そして、ウイルスの密度が濃そうなところに近づかない、そうした場を作らないことです。

第一の有効な方法は、いわゆる3密の回避です。換気の悪い「密閉」空間に人がたくさん集まる「密集」状態を避け、複数の人達が間近に「密接」で騒ぐようなことをしないことです。

人との距離が離れれば離れるほど、感染しにくくなることは間違いありません。ウイルスを含む飛沫粒子が風に乗って運ばれても、広く拡散してウイルスが薄まり、吸い込む確率が無視できるくらいにまで下がるからです。

しかし、たとえ少しばかり距離が取れていたとしても、密閉された空間に長時間マスクをしていない多くの人達がいて、集団の中にたまたま患者がいる場合には、リスクは高くなります。

1回の咳や呼吸で出される生きたウイルスはごく少量でも、長時間にわたってそれがくり返されれば、かなりの数のウイルスが空間に滞留することになります。

それを考えれば、換気がどれだけ重要かが分かるでしょう。二酸化炭素濃度を指標にして、一定以上になったら換気する、という対策を取る施設やイベントもあります。その指標がすべてではありませんが、一つの方法としては有効だと思います。

換気の他に空気感染の機会を少なくする上で有効なのは、何と言ってもマスクです。特に、誰が感染しているか分からないような、大人数や不特定多数の人が長時間にわたって同じ場所にいる状態なら、自覚症状の有無にかかわらず、お互いにマスクをする「ユニバーサルマスキング」が有効です（ただしマスクの素材とつけ方が大事。第4章参照）。

ユニバーサルマスキングは自分がウイルスを吸わないためでもあり、さらには、もし

3つの密　どれか一つでも感染する！

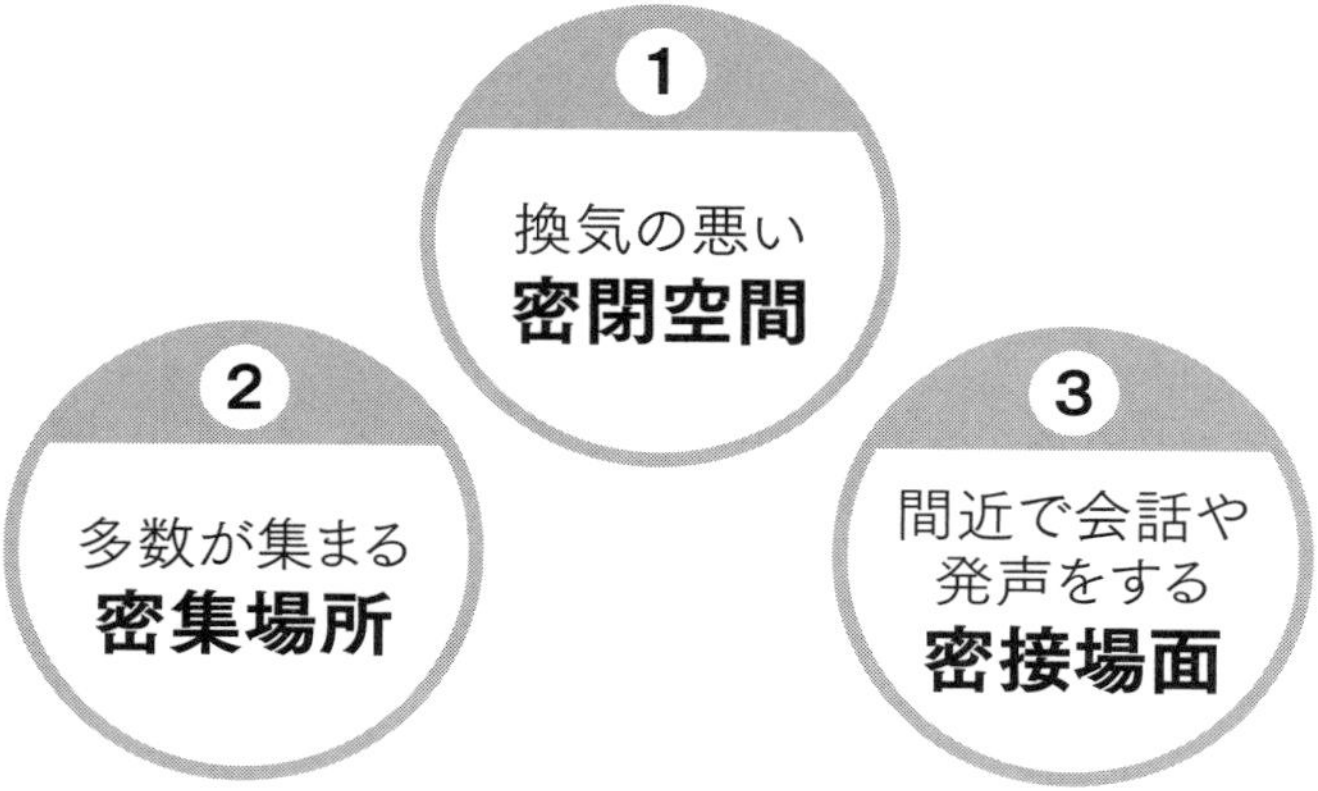


かしたら自分が気づかないうちに感染していてウイルスを出している可能性を考え、その場合にウイルスを含む飛沫をまわりにまき散らさないためでもあります。

新型コロナの対策として提唱されてきた3密回避とマスク着用は、空気感染を防ぐのに最も有効な手段です。逆に、これらの対策が掲げられていることが、空気感染を想定している証拠でもあります。

3密の話の最後に大切な指摘をします。「3密」と言われると3つが揃《そろ》って初めて感染が起きるような説明がなされ、多くの人がそう理解しているようですが、そうではありません。3つの項目のどれもが、単独であっても感染を引き起こす条件になっているということです。「3密のうち一つでも」を肝に銘じてください。空気感染では、それぞれが感染を高確率で起こす要素なのです。

「専門家」と大手マスコミが、最近変異株の増加をやたらに強調しています。変異株ウイルスで伝染性が高まったために、3密でなくとも2密か1密でも感染するようになったと人々を脅していますが、変異株が出てから始まったことではありません。従来型のウイルスでも十分起きていたことで、「何を今さら」です。

考えてもみてください。開放空間でのバーベキューでも、大勢でビール缶片手に長時間騒いでいたらどうでしょう？　飲み食いの時はマスクは外しているでしょうし、ふざけていればマスクは簡単にずれるし、ましてや、それが若者に流行したウレタンマスクなら最悪です（１２３ページ参照）。

何でも変異のせいにされて、変異株ウイルスも苦笑いしていることでしょう。

# 感染者との接触も短時間なら恐れることはない

新型コロナウイルスに対しては、風邪やインフルエンザのウイルスと違ってまだ皆が免疫を持っていません。そのため、このウイルスには私達はわずかな量でも感染しやすいと考えられます。

とはいえ、具体的にウイルス何個で感染するかは、まだ分かっていません。現在、英国でボランティアを使った感染実験が進行中と聞きます。しかし実験結果を待たずとも、ウイルスを吸わなければ感染しないのは誰が考えても正しいことです。

だからといって、ゼロリスクを求めるのはナンセンスです。現実的に不可能なゼロリスクを求めなくても、空気感染の本質を正しく知って考えれば、感染の確率を大幅に下げることはできます。

大切なツボは、「生きた」ウイルスを吸う確率を考えることです。

**咳をした後に浮遊するエアロゾル**

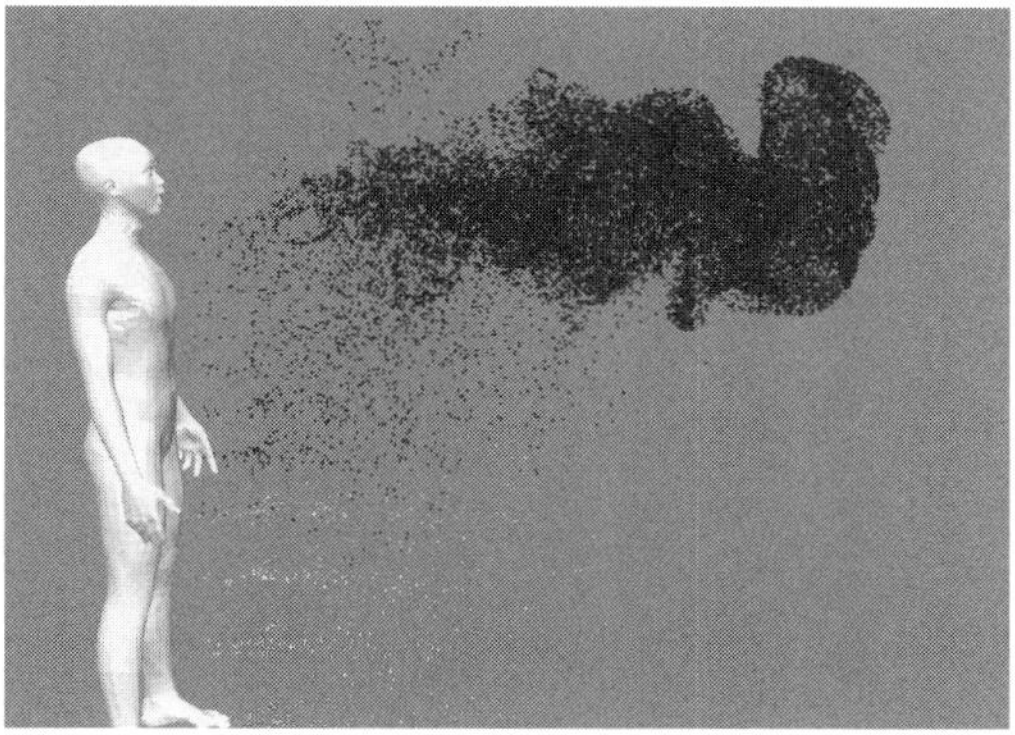

（提供：理研・豊橋技科大・神戸大、協力：京工繊大・阪大）

参考にできるデータがあります。

新型コロナではありませんが、それに匹敵する流行を起こすインフルエンザの例です（実は、私はインフルエンザが専門です）。

上の図はスーパーコンピュータ富岳のシミュレーション画像です。画像を見て、口から出ている細かい点々が、すべてウイルスだと思いがちですが、それは大間違いです。点々はエアロゾル粒子を模《も》した物であり、すべてがウイルスではありません。

他人に対する感染力が極めて高レベルのウイルスを排出するインフルエンザ患者でさえ、１回の咳で、口から排出するウイルスの数は、普通の人ではせいぜい１００から１０００個レベルです。その中でさらに、生きているウイルスはごくわずかです。そして排出されたウイルスは3次元的に広がっていきます。

私が行ってきたインフルエンザウイルスの研究では、ウイルス粒子全体のうち、生きたウイルスの量はせいぜい１／１００から１／１０００です。

人が1回の呼吸で吸う空気量は、口の周囲のごくわずかです。落下飛沫を吸い上げられるほどの電気掃除機とは、空気の量がまったく違います。本当はごく狭い範囲の、わずかな量の空気を吸っているにすぎません。

新型コロナもすべて同じとは断言できませんが、インフルエンザウイルスと新型コロナウイルスはどちらも、エンベロープの中にＲＮＡを持ち表面にスパイクがあるという構造（１８９ページ参照）をしており、感染の仕方も類似しています。

患者が出すウイルスの量は、互いに2桁も3桁も違うことはないはずで、同じような咳ならば、その近くで生きたウイルスを吸い込む確率は、ほぼ同程度だと考えられます。

## たった1回の咳では容易に感染するような量のウイルスは出ない

咳をした人の出したエアロゾルに近づいて来た人

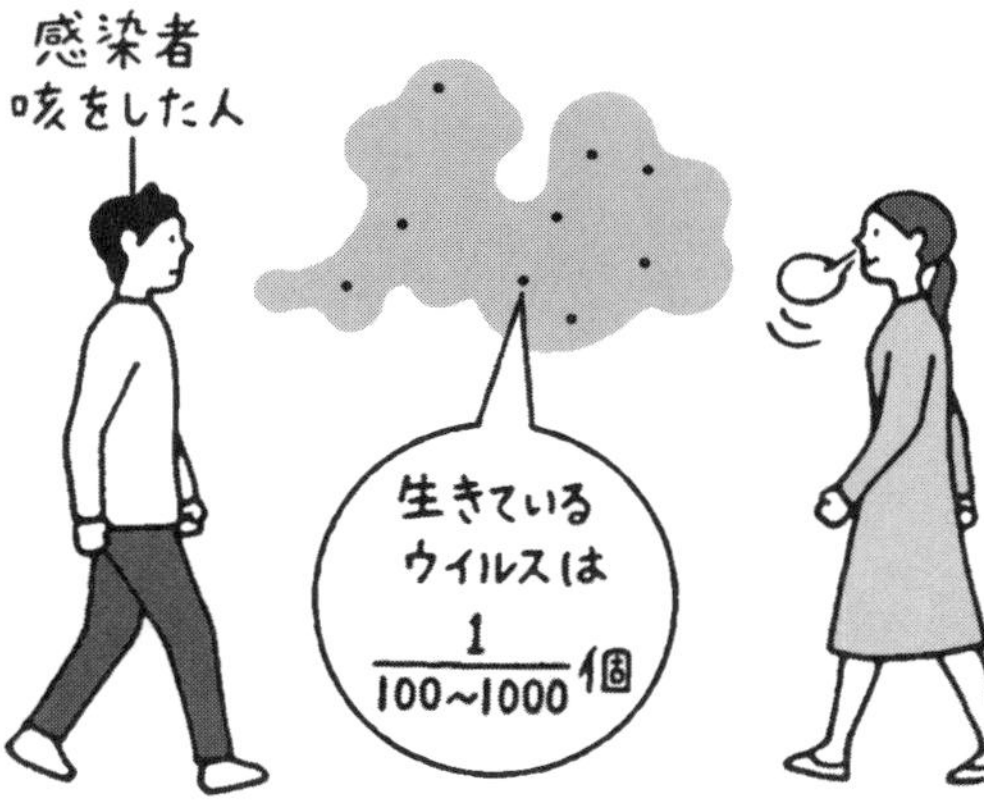


前項の富岳の画像を元に上のイラストを描いてもらいました。感染者が咳をし、浮遊したエアロゾルの近くを通り過ぎる人（普通の呼吸で吸い込む量はこの程度）です。これを見れば、目の前の相手が1回咳をしたり、咳をしている人と一瞬すれ違ったくらいでは、生きたウイルスを吸い込む確率はとても低いことが分かります。

それもここで見えるのは二次元で、実際には生きたウイルスは三次元の空間に散らばっていて、広い屋外ならばさらに拡散しているのです。計算などしなくても、感覚的に理解できるはずです。そういった感覚は、とても大事なのです。

ただ免疫がない分だけ新型コロナの方が、インフルエンザよりも少ないウイルス量で発症する可能性はあります。そうでなければ、あれほどのクラスターは発生しません。それだけはしっかり、警戒する必要があります。

密室などに長い時間滞在し、空間に蓄積された患者の出したエアロゾルをくり返し吸うような場合は危険です。生きたウイルスを吸う確率が高まるような状況は、ぜひとも避けなければなりません。

また、呼吸で吸い込む空気の量は個人差があるとともに、同じ人でも状態によって変わります。

走ってハアハアと荒い呼吸をしていたり、重量挙げのバーベルや重い荷物を持ち上げるために一気に大きく吸ったりすれば、１回当たりの吸い込む量も、呼吸の回数自体も増えます。太った人には呼吸が速い人もいます。これらの場合は、ウイルスを吸い込む確率は高くなります。

逆に子どもの場合、1回に吸う量が少ないので、ウイルスを吸い込む確率も下がるに決まっています。私は、これが子どもの感染者が少ない理由の一つだと考えています。

子ども同士が顔をくっつけていたり、大人が子どもを抱っこして顔をべったり近づけたりすれば、子どもの吸う空気の量でも感染の可能性は高まりますが、感染した親がきちんとマスクをしていれば子どもを単に抱っこしたようなだけの場合には、1～2分程度なら感染の心配はまずありません。

小さな子どもがウイルスを吸い込む確率は、大人と比べてずっと低いのです。

# 外科医と同じ手洗いはやりすぎ

私は常日頃、一般の人々に対する「専門家」の画一的指導に怒りを覚えています。新型コロナ対策と称して、医療従事者のやることを一般にまで落とし込んでいることが、ものすごく多いと感じています。

例えば、手洗い。石けんを使い、「ハッピーバースデートゥーユー」を2回歌いながら30秒間かけて、指と指の間や爪のすき間までしっかり洗おうというもの。子ども達にやらせている映像は視覚的に良いので、よく見かけますが、はっきり言って過剰です。

私も学生時代に習ったのを覚えていますが、「外科医の手洗い」と言ってたっぷり時間をかけて腕から指先の隅々まで洗うやり方がありました。手術でメスを入れた人体の中に手を突っ込んだ時に、万が一、手袋が破れても患者を感染させないように行われてきたことです。

日常生活では、私達はそこまでする必要はありません。手にウイルスがついたとしてもごくわずかであり、そんなウイルスは、簡単に流水で洗えば流せます。

介護の現場でも、手袋を二重にするよう指導しているところがあると聞きます。排泄《はいせつ》物に手を突っ込むような仕事は別ですが、通常の介護で手をウイルスから守るのに手袋など1枚で十分です。手袋は、目に見えない穴が開きやすいとよく言われますが、あれも手術での話です。メスや鉗子《かんし》を知らないうちに引っかけたり、骨片に引っかけたりしてできることがほとんどです。

よしんば本当に目に見えない穴ができたとして、そこからわずかに環境表面にあるかもしれない程度のウイルスが中に入ってきて手を汚染する確率など、限りなくゼロに近いはずです。それでも心配なら手を洗えばいいだけです。介護は外科手術ではないのですから。

みなさんがいるのは、医療現場ではなく、一般社会。その感覚でいないと、疲弊《ひへい》します。1回の咳で出るウイルスの量がそんなに多くないことや、風があればウイルスは拡散するといった当たり前の知識があれば、「日常生活ならこれで大丈夫」と判断できるはずです。

医療現場で使うN95マスクは、不織布マスクより少し性能がすぐれています。とはいえ日常生活では、きちんとした製品を適切に使うことを心がけているのであれば不織布マスクで十分です（第4章参照）。

確かに医療従事者は自分が感染しないために、患者と接する前にマスクの密着性をテストしておく必要があります。日常生活である程度換気のできる環境で人との距離を保つことができ、誰も咳をしていないような場合は、普通の人は普通のマスクの正しい使い方さえしていれば、何も恐れることはありません。

# 床に落ちたウイルスなんか気にするな

床や地面に乾いた飛沫が落ちていて、飛沫の中にウイルスがいれば、誰かが歩くとウイルスが舞い上がって吸い込んでしまうリスクがある、などと言う人がいます。落ちている量によっては、舞い上がる現象もあるかもしれません。また、大人と子どもでは顔の高さも違いますので、床でハイハイしている乳児なら、吸い込むことはあるかもしれません。

でも落下飛沫による感染を、本当に心配する必要があるのかどうか。冷静に確率を考えてみましょう。

まず問題となるのは、どれくらいのウイルスが床にいるかです。普通の咳ならそれに含まれる飛沫は、換気をしていれば、床に落ちるまでの間に外に追い出されるか広く分散してしまいます。つばや痰《たん》を吐けば別ですが、部屋の中ではまずしませんよね。

また、ウイルスはつばや痰《たん》に含まれるもののように大量に集まれば、多くの中にごく稀《まれ》に長く生き残るものがいる可能性はあります。しかし、咳などで出るバラバラの飛沫が落下した場合には、面積当たりのウイルス数は極めて少なく、ほとんどが短い時間で死に、床を手で触っても長く生きるものに当たる確率はほとんどありません。

ノロウイルスなら、吐《と》瀉《しゃ》物が乾いて舞い上がり、そこから感染することはあります。ノロウイルスは吐瀉物で感染が広がることが知られており、胃酸には強いと考えられます。そこがインフルエンザウイルスと違うところです。インフルエンザウイルスは酸に弱く、胃酸により死んでしまいます。

構造の類似した新型コロナウイルスも同じで、そうしたリスクは少ないと考えられます。酸への抵抗性だけでなく、落下飛沫の量を考えます。すると咳は吐瀉物とは比べようもないくらい少量です。咳１回で出る飛沫の量はあってもせいぜい０・１㎖くらいのレベル。吐瀉物が１ℓくらいあるとしたら、これだけで何と１万倍も違います。

試しに、簡単な確率を計算してみましょう。ノロウイルスの吐瀉物の話が出たので、まずはノロウイルスに感染した人の吐瀉物と比べたら、咳1回で出る飛沫の量は1万分の1だと考えます。そして感染する確率は、床のある範囲にウイルスが落ちている確率と、ウイルスが生きている確率、生きたウイルスが舞い上がって空間に浮遊しそれをたまたま吸い込む確率のかけ算です。

仮に、それぞれ1／1000の確率だとしたらウイルスに感染する確率は1／1000000000（十億分の一）、それぞれが1／100でも1／1000000（百万分の一）です。何もその都度《つど》、計算などする必要はありません。言いたいのは、正確な数値ではなく、そうした数的レベルの話です。それこそ宝くじの高額当選並みの、あるいは天文学的レベルの低頻度の確率だということが分かるはずです。

こうしたことを考えずに、床などの環境表面を必死になって消毒するのは、ムダでしかありません。

# うがい・鼻うがい・口ゆすぎを積極的に取り入れよ

うがいは惰性でやるのでは感染対策にあまり寄与しませんが、理屈に基づいてやれば、それなりの効果が期待できます。

エアロゾルを深く吸い込んで、ウイルスが肺に入ってしまってからでは遅いですが、例えば環境の湿度が高い時、飛沫の乾燥が遅く、吸い込むエアロゾル粒子の径が大きくて鼻や喉《のど》あたりだけで止まっている場合には、理論的にはタイミングが良ければ感染を「ウイルスが付着した局所」で押さえ込むことができます。

付着したウイルスだけでなく、すでに感染した細胞があっても、タイミングがあえばその細胞ごと感染の広がりを抑えることができます。

ヨード摂取にアレルギーなどの問題がなければ、一時期、大阪府の吉村知事が発表して話題になった、ヨード液（イソジン）でのうがいがおすすめです。吉村知事はプレゼンの拙速さゆえ批判を受けましたが、私は、彼は基本的に間違っていなかったと思っています。

彼の発表に対し、昔の論文にあった「ヨード剤でのうがいは水を使ったうがいに劣り効果がない」というのを持ち出し、今さらヨードうがいはバカげているとの一見科学的な激しい反発がありましたが、実はそれこそが思慮不足。（拙著『新型コロナ「正しく恐れる」』に詳しく書いてありますので、知りたい方はそちらを読んでみてください。）

私達を含む世界中の研究者が、ヨウ素液を使った新型コロナウイルスの不活化実証実験で、その有効性を確認しています。私達の試験管内では10秒で効果が見られましたが、アメリカのデータでも30秒で口や喉のウイルスが消えたという報告があります（30秒というのはそれより短時間でのうがいが難しいというだけのことです）。吉村知事はその点で間違えてはいませんでした。

私自身も、クルーズ船の検疫業務から戻って数日間は、ヨード液でのうがいを続けていました。インフルエンザウイルスでの増殖サイクルを参考に、細胞に感染したウイルスが細胞の外に出てくる時間を12時間と仮定し、1日2回、12時間ごとに行うのです。

またこれは私の勝手な推測ですが、高齢の新型コロナ患者が重症化する原因の一つとして、誤嚥《ごえん》によって下気道の奥深くにまでウイルスが入り込むことが考えられます。

新型コロナウイルスが、感染者の唾液中に存在することはよく知られています。若い人ならウイルスが口の中だけでとどまっていて、軽症あるいは無症状で済むことがあっても、高齢者は違います。というのも、高齢者は気がつかないうちに、あるいは寝ている時間にも軽い誤嚥《ごえん》を起こしていることがあるからです。

適度なヨード液うがいで口の中のウイルス量を減らしておけば、感染していたとしても、重症化する確率は確実に減らせます。高齢者の感染者には、たとえ軽症であっても寝る前にヨード液でうがいをさせるべきだと思います。

ウイルスの吸い込みは鼻からであることを考えれば（ウイルスの検出が鼻腔で行われることを考えても）、鼻から喉の間に感染巣《そう》ができていると考えるのが自然です。ということは、鼻うがいも組み合わせるとさらに効果的だということです。私はポビドンヨードうがい液と、柔らかいプラスチックスポイトを使っています。ドラッグストアに行けば専用の商品も売っています。

あまり負担にならずにやるやり方は、ヨード剤を薄める水を人肌くらいに温めておく

**鼻うがいも効果的**

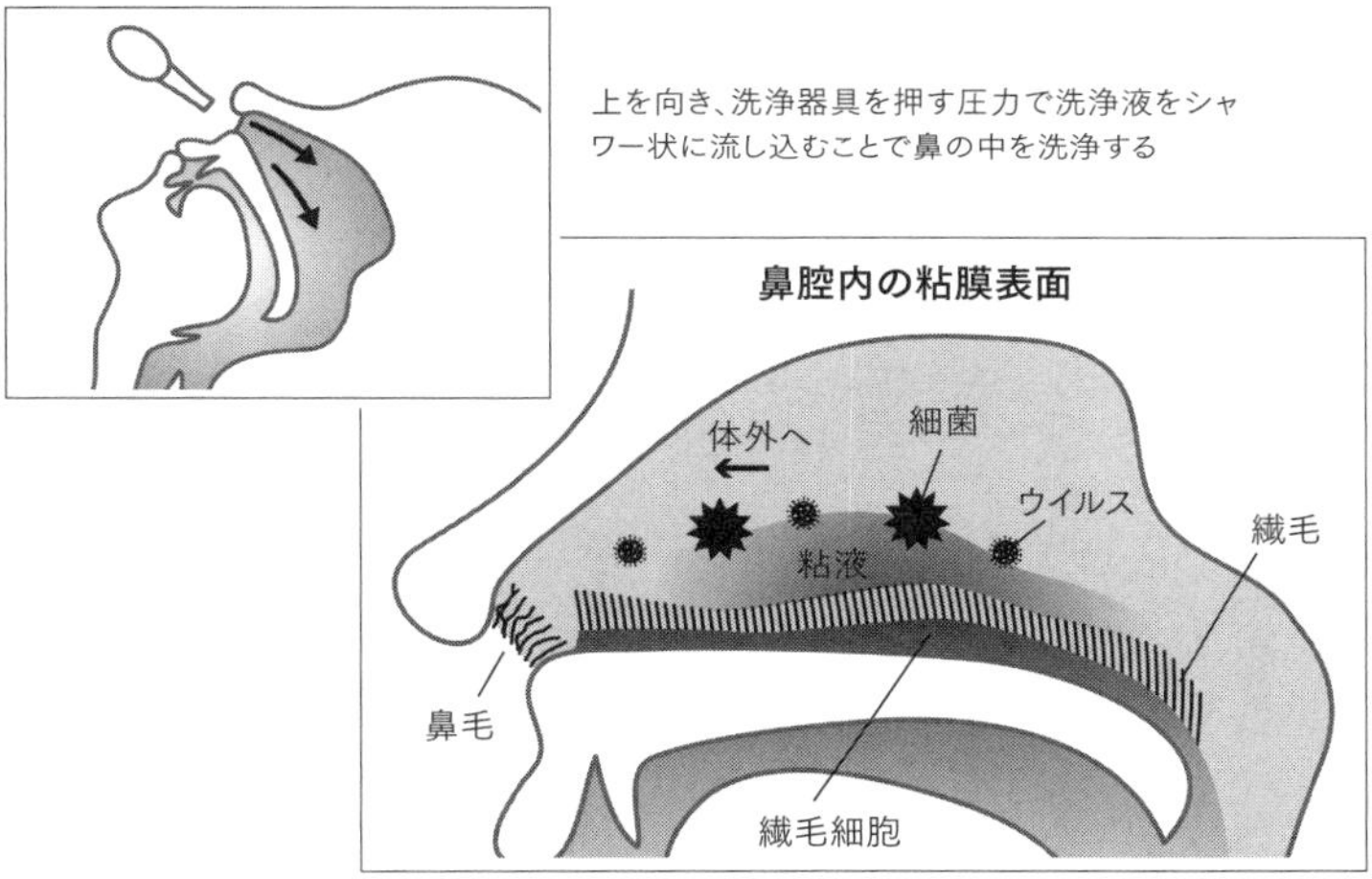


ことです。鼻にキュンとくる刺激もなくなりますよ。慣れない人や抵抗感がある人におすすめです。ただやりすぎない事も大事です。やりすぎると鼻の中の環境を整えてくれている常在細菌が死滅して、かえって害になることもあります。

密集した場所に行ったり、今日はちょっと危険な場面があったかなと思ったりした日の晩に始めて、1日1回、長くても2日間程度にとどめるようにしましょう。

さらにうがいや口ゆすぎは、入ってきたウイルスを潰《つぶ》して自分の感染を防ぐためだけではなく、患者がウイルスを出さないようにして他人への感染を防ぐためにも有効です。

仙台医療センターの歯科口腔外科では、受診者にヨードのうがい液を使ってゆっくり30秒間ほどかけて口ゆすぎをしてもらっています。

受診者がもし無症状の感染者でも、診察に当たる職員への感染リスクは大きく低減できると考えられます。これまで、歯科口腔外科での職員の感染は一つも起きていません。

# カラオケで歌う時はまずお茶を飲め

カラオケを唯一の楽しみにしている人にとっては、禁止されるのは生きがいを奪われるに近いことでしょう。高齢者施設などでもカラオケは人気で、職員が「コロナ禍だからできない」と説明しても、納得してもらえないと嘆く声も聞かれます。

でも工夫もせず、問答無用で禁止では策がなさすぎます。感染の仕組み、理屈をもとになんとかうまいやり方を考えてみました。

歌う前にヨード液でうがいができれば良いのですが、認知症の人などは難しいでしょう。こういう場合は、緑茶が有効かもしれません。「歌う前はお茶1杯、約束ね！」と決めればいいのです。

緑茶の成分に新型コロナウイルスを殺す作用があることは、私自身、今年論文に書いています。ただ私の実験では効果を得るためには、緑茶とウイルスが１〜３分ほど接触する必要があります。ですからウイルスを殺すというより、洗い流すことをおもな目的にやります。冷たい緑茶でもいいので、１杯（少なくても３口）飲んでもらうのです。それもただ飲むのではなく、口の中をブクブクするような感じでゆすいで飲んでもらうのです。

例えば普通のうがいでは、吐き出した物を入れる容器の準備や後始末が大変です。お茶はその点飲んでもらっても違和感はありません。吐き出さずに何回かに分けて、ゆっくりと多めに飲んでもらおうというのです。１杯でウイルスが１／10の数に減れば、３杯で１／１０００――そこまでいかないとしても、かなりの量のウイルスを減らすことが期待できます。

何回か分けて飲むうちに、緑茶とウイルスとの接触時間も自然に３分くらいになる計算で、ある程度のウイルスの不活性化が望めます。どうです、このアイディア!!　美容院や理髪店などでも使える方法です。

それでも心配ならば、歌っている人の口から出たエアロゾルがまわりに広がらないようにしてやればいい。そこで使えそうなのが空気清浄機です。高齢者施設などでは、強力な空気清浄機を置いて、それに向かって歌ってもらうのです。出たエアロゾルを片っ端から吸い込んで、きれいな空気にして戻してあげるのです。

　高齢者施設の話ばかりしましたが、カラオケ店はどうでしょう。マイクの消毒が感染対策だと思ってマイクのアルコール消毒をしたり、マイ・マイクを持参するという話なども多く聞きます。消毒も少しは役立つかもしれませんが、先に述べたように、接触感染は感染の主要ルートではまったくありません。一番大事なことは、換気を徹底することです。熱効率は悪くなるかもしれませんが、外気を入れ、室内の空気を外に出す工夫をすることです。

　ただ、音漏れを気にして、密閉空間にならざるを得ない事情もあるでしょう。この場合は、高齢者施設での作戦を使うことです。さらには、いくつかの対策がないわけではありません。

　接触感染対策ばかりやっていると、いつまでも有効な答えにたどりつけません。その答えの一つは、空気清浄機を活用することです（84ページ参照）。

# HEPAフィルタがベストではない

空気清浄機は、「能力」と「使い方」が大切です。

「能力」とは粒子の捕捉性能とろ過風量です。分かりやすく言うと、どれくらいの大きさの粒子を捕捉できるかと、毎分何立方メートルの空気を吸ってきれいにして出すかです。計算としては、「部屋の容積（タテ×ヨコ×高さ）を、時間当たりのろ過風量で割る」という小学生レベルの計算で、何分で「部屋の空気を全部入れ替えることができるか」が分かることになります。

部屋の広さの割には小さな空気清浄機しかなく、1回入れ替わるのに1時間もかかるなら、目の前で出されたウイルスのろ過、すなわち除去による感染リスクの低減には、あまり役割を果たさないことがお分かりでしょう。

ところがです。「計算としては」と言いましたが、実際の部屋では部屋の空気全部をきれいにするにはさらに膨大《ぼうだい》な時間を必要とします。なぜなら、ここで示される時間は

「この部屋の全部の空気を1回入れ替える」ための時間ではなく「部屋の空気の体積相当の空気が空気清浄機を通過する時間」だからです。

小さな空気清浄機はその周囲の空気を取り込むだけで、風量も小さければ吐き出した空気を遠くにも運べません。部屋がパーティションで区切られたり、ほとんど空気の循環がないような極端な場合には、空気清浄機の周囲だけできれいな空気が循環しているということが起きがちです。ということは、その部屋で一番空気がきれいな場所は空気清浄機の近くになります。

汚染された空気と空気清浄機周辺の空気の混じりは少しずつしか起きず、遠くにある汚染エアロゾルはなかなか空気清浄機に入ってこないのです。ということは、空気清浄機から離れた場所は、ほとんどきれいになっていない状態が長く続くことになります。

ですから、それを少しでも克服しようとすれば、空気清浄機から離れたところからサーキュレータなどで空気の流れを作り、空気清浄機の近くにまで遠くの空気を運んでくる必要があります。これは空気清浄機に限らず、据え付け型の換気扇にも言えることです。なお、大風量の空気清浄機やエアコンは、設置の仕方をうまくすれば、空気を動かす力を持っています。

次に、空気清浄機のフィルタの話をしましょう。

最近、ＨＥＰＡフィルタという言葉をよく耳にします。これは、半導体の製造工場のクリーンルームをつねに清浄な状態にしておく目的などで使われる高性能フィルタのことで、０・１マイクロメートルの粒子まで捕まえることができるフィルタのことです。最近は医療現場から家庭まで、エアロゾル感染を防ぐにはこれでなければならないと思い込んでいる向きも多いようです。でもウイルス感染を防ぐのに、０・１マイクロメートルの粒子まで捕る必要はありません。

ついでに言うと、ＨＥＰＡでも何でも、フィルタというものは、なぜか０・１マイクロメートルの粒子を取ることは上手ですが、０・３マイクロメートルの粒子を取ることは苦手です。それより大きくなるとまた効率よく粒子を取ってくれます。ですから「０・１マイクロメートルも取る」という宣伝文句にだまされてはいけません。

ウイルスは０・１マイクロメートルくらいの大きさですが、それは裸の時です。ウイルスは普通、生体由来のいろいろなタンパク質の乾いたものなどに覆われて飛ぶので、本来の大きさ以上のエアロゾル粒子として存在していて、それこそ０・２〜０・３マイクロメートルの径のエアロゾルの中にいます。ＨＥＰＡより少しろ過性能の劣るフィルタ（準ＨＥＰＡフィルタ）などでも、十分捕まえることができるのです。

ＨＥＰＡを使って悪いことはありませんが、それでもＨＥＰＡにはＨＥＰＡなりのいくつかの欠点があります。まず高価です。それなのに、フィルタの目が細かすぎてすぐに目詰まりしやすく、ゆえに寿命が短いのです。

また、目の細かなフィルタに無理矢理空気を通すので音がうるさく、しかも、同じパワーの空気清浄機でろ過性能を少し落としたフィルタを装着したものと比べて、ろ過風量が小さく、清浄化した空気を遠くに飛ばせません。

同じパワーの空気清浄機を使い、ＨＥＰＡとそれより少しだけろ過性能の劣る準ＨＥＰＡフィルタとフィルタだけを違えて、部屋の空気全体のエアロゾルをろ過する競争をやったことがあります。結果は、０・１マイクロメートル以外、どのエアロゾル粒子径でも準ＨＥＰＡの勝ちでした。

何がなんでもＨＥＰＡというのは実は、ウイルス感染のコントロールにおける、都市伝説のようなものです。ただし、フィルタなら何でも良いわけではありません。ろ過性能の悪い中性能フィルタでは、感染コントロールにはほとんど役立ちません。

# 空気清浄機は上手に使う

次に、空気清浄機の上手な「使い方」です。

そのためには、まず空気清浄機の空気の吸気口と排気口がどこにあるかを知る必要があります。本体の裏にあるのか脇にあるのか、目の前にあるのか。たいていのものは下についています。そうなると、ものすごく強力なものでない限り、床の空気だけを吸い込んできれいにしていることになります。

その場合は、上の方の空気も吸えるような工夫が必要です。仙台医療センターの、新型コロナを疑う患者を診察する部屋で使う空気清浄機には、下の方をスカートのようなカバーで覆いました。こうすれば、カバーの高さよりも上の空気が吸い込まれます。

先に述べた高齢者施設のカラオケで、歌う人の口から出たエアロゾルを空気清浄機で吸ってしまおうという作戦をとるなら、歌う人の息が空気清浄機の吸気口に届くような位置に置かないといけません。頑丈なテーブルの上にでものせて、吸気口と歌う人の口が相対するようにしてあげる必要があります。

ただしその際は、排気口からの清浄化された空気で、歌う人の息が押し戻され部屋中に回るようなことが絶対にないように確認が大事です。

もう一つ、高性能なフィルタの空気清浄機を使っている場合のポイントがあります。戸外は、肉眼では分からない花粉や道路や車の粉塵《ふんじん》など、多種多様なエアロゾル粒子でいっぱいです。窓を開けるなどして換気しっぱなしの状態で空気清浄機を回していると、外から入ってくるエアロゾル粒子で、すぐにフィルタが詰まって劣化してしまい、空気清浄機としての機能が大きく低下してしまいます。

空気清浄機によっては自動停止するかもしれませんし、動いていても単なる空気循環装置でしかなくなってしまうので要注意です。

空気清浄機を使うなら窓を閉めて使い、空間容積に合わせたろ過風量によって運転させ、必要な部屋の空気をクリーンな状態にし続けることがコツです。空気がきれいだとフィルタもずっと長持ちします。換気は換気、空気清浄機は空気清浄機で、別々のタイミングで作動させることです。

## 空間消毒は効果がないだけでなく体に害がある場合もある

もし窓を開けることができて換気ができるようなら、空気清浄機で閉鎖空間をきれいにしようと大きな努力を払うよりは、窓開け換気が絶対おすすめです。

換気ができない、空気清浄機もあまり頼りにならない場合でも、いきなり空間除菌（空間清浄）製品に走るのはやめておいた方がいいと思います。

### ●アルコールの噴霧

アルコールのミストの噴霧は効きそうなイメージですが、ミストのアルコールはすぐに蒸発してしまい、ちょっと経てば単なる水のミストにすぎません。しかも、その短い時間でアルコールミストがウイルスを含むエアロゾルに衝突する確率は、ほぼゼロに近いとされています。

また私達の実験では、次亜塩素水の噴霧ミストも効果がありませんでした。ウイルスを含むエアロゾルとそうした噴霧ミストが衝突する頻度も極めて低く、ほぼゼロに近いとされています。次亜塩素水のミストについては、むしろ人がその場にいたら危険です。

一方、またこれも私達の実験ですが、次亜塩素酸ガスの場合インフルエンザウイルスには有効でした。ただし、安定的に低濃度を出すのが難しく、その克服が課題であることが分かりました。

## ●マイナスイオン

マイナスイオンというのは最初から眉唾《まゆつば》で、10年以上前に否定されている概念です。私達はマイナスイオンがウイルスに効くという商品を調べてみましたが、実はそれはマイナスイオン発生時に出るオゾンの効果だったことを論文にしています。そのオゾンですが、有効に働くにはある程度の湿度が必要です。湿度が保証されない冬の暖房された密閉室内では、乾燥していて効果はありません。

さらに同じオゾン発生器でも湿度が高い時より湿度が低い時の方が高濃度のオゾンを出すので、種々の広さの空間における濃度コントロールは簡単ではありません。人がいる空間で使用するとしたら、高湿度でつねに一定の低濃度空間を作る必要があります。

そこの技術的課題の克服がなされていない場合には、おすすめできません。

さらに言えばオゾンは酸化物質です。濃度が高くなると健康被害が生じるので注意が必要です。米国やヨーロッパではオゾン発生器の使い方が規制されている州や国もあります。

人がいない空間で、高濃度で短時間消毒作業することはあっても良いかもしれませんが、その時オゾンの酸化作用で、品物の色あせが起きないよう注意が必要です。

### ●二酸化塩素ガス

二酸化塩素ガスも、オゾンと同じことが言えます。酸化物質で低濃度でも効きますが、それには湿度が必要です。また、濃度コントロールが難しい点も同じです。高濃度が続くと、ピアノ線が錆《さ》びたという話もあり精密機械に影響を及ぼしかねません。家庭で安易に使うことは、乳幼児や子どもにとってどうなのかも心配です。

また、大事なことは、オゾンや二酸化塩素に遭遇したウイルスは数秒で死ぬわけではないということです。ある程度時間をかけて死にますので、近くで排出されたばかりのウイルスを即座に殺す力はありません。排出されたウイルスの感染リスクは、一定時間たたないと減ることはないのです。

## ●電気で空気を処理

電気的に処理した空気を出してウイルスを殺す、と大手電機メーカーが宣伝している商品があります。付加価値商品としていろいろなところで売られていますが、これも生活空間でウイルスを殺す効果はほとんどありません。

狭い空間で湿度がある時に効果が見られますが、それはそのおおもとがマイナスイオンの場合と同じ、オゾンだからです。以上の結果はすでに、10年前に論文にしています。

# 窓を開け、扇風機を上手に使う

換気は、室内の空気をいかに追い出すかがポイントです。冬なら室内外の温度差を利用した、「温度差換気」ができます。窓を1カ所、5㎝くらい開けるだけで、暖かい空気が上から外へ逃げ、冷たい空気が下から中へ入る循環が起こります。これによって空気が入れ替わります。

しかし、温度差がそれほどない季節はこの方法は使えません。窓をより大きく開けるか、窓を開けたところに向けて強制的にサーキュレータや扇風機で空気の流れを作るようにする必要があります。広い空間なら、2台を直列に置いて使うなどの工夫をしましょう。手をかざして、風を感じられる程度の強さになっていれば、効果があります。

本当に空気が流れているかどうかを確かめたいなら、蚊取り線香を焚《た》いて煙の流れを見るという方法があります。

介護施設の食堂などは、使用中はできるだけ窓開け換気をしておき、人がいなくなっても5分間ほど換気を続けましょう。

使用中に発生したエアロゾルを追い出し、その後窓を閉めておけばいいでしょう。

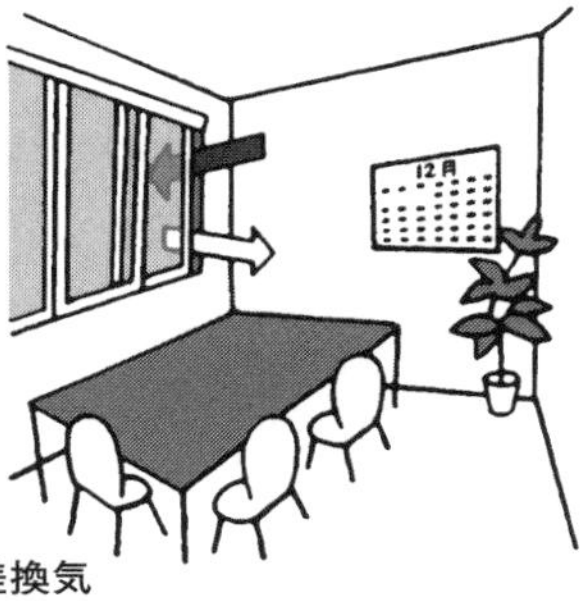


**温度差換気**

狭い部屋で冬なら窓を5cmほど開ければ、上から暖かい空気が外に出て、下から外気が入り換気できる

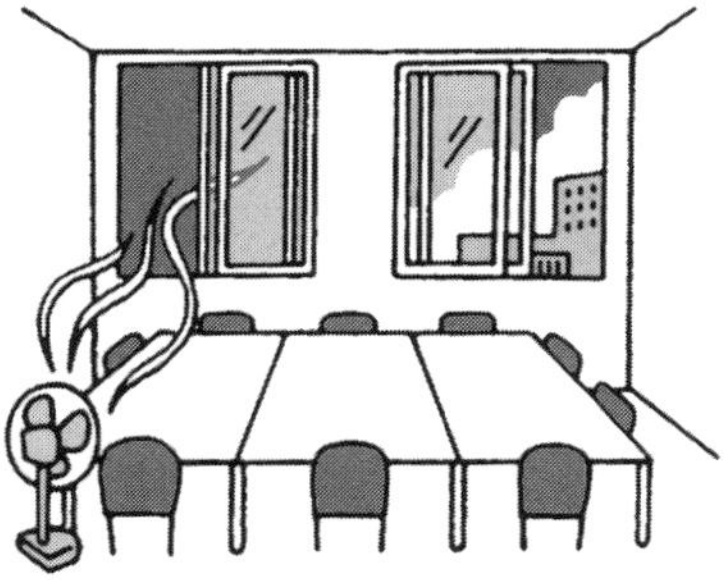

**空気の流れを作る**

窓を大きめに開け、扇風機で空気の流れを作ってやるのも一案

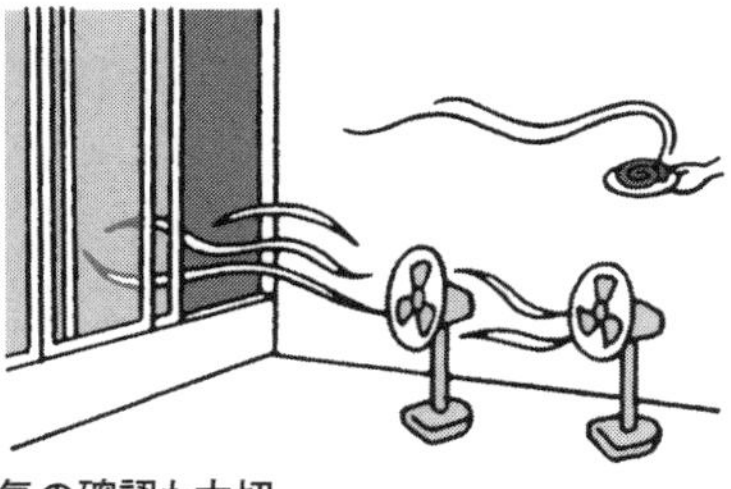

**換気の確認も大切**

広い部屋の場合は、扇風機を直列に置くと良い。蚊取り線香などで、空気の流れを確認するといい

# ウイルスの寿命は量で考える

日常生活の場で、目の前に新型コロナウイルスが1個いたとします。それが実際にどれくらい生きるかと聞かれたら、「分からない」というのが正直なところです。

1個のウイルスが、どの程度の時間生きるかを調べることは、今の科学ではまず不可能です。

また、感染者が咳をしたとして、実際の空間に飛沫がどれだけ出て、そこに含まれるウイルスがどれくらいの時間生きているかを調べた研究者も、まだいません。

さらに、物の表面など環境中での新型コロナウイルスの生存時間も、実際の生活空間で、感染者から出されていろいろな条件下で付着したウイルスを調べた例は、まだありません。基本的なことでも、分かっているようで分かっていないことが実は多いのです。

あるのは、患者の咳やくしゃみを模して、ある一定の条件下で小さな箱の中で飛ばし

**半減期のグラフ**

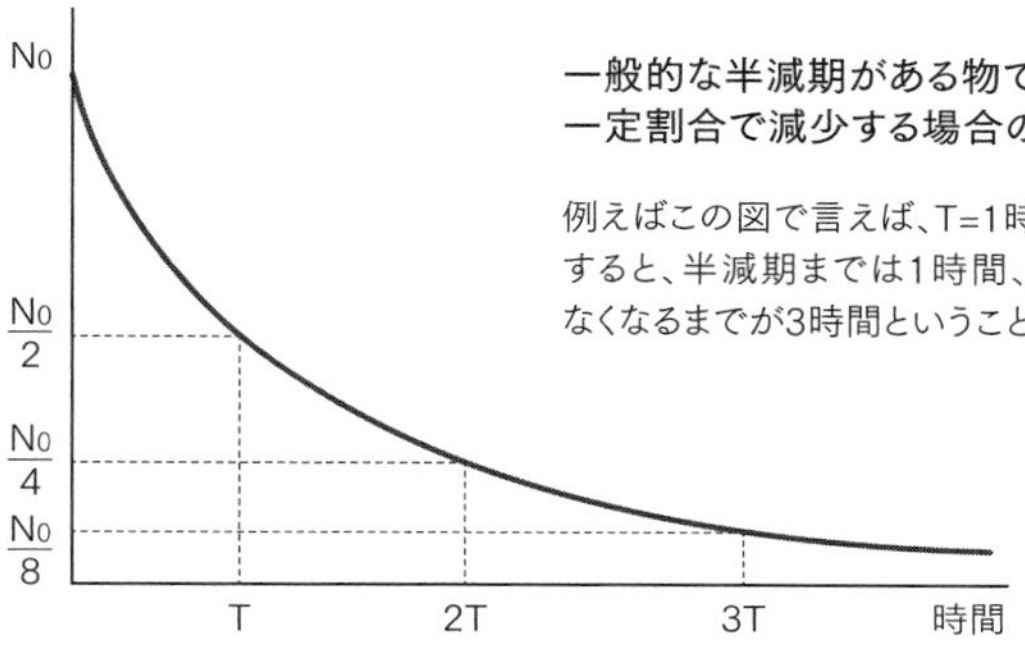


たエアロゾルの中のウイルスが、一定時間生き残っていたという実験結果だけです。しかし、大事なことは実験自体も1個のウイルスの話ではなく、飛ばしたウイルスの全体が完全に失活する（死ぬ）までの時間を計った話だということです。

ウイルスは1個だけなら何時間も生きることはないし、飛ばした初期量が少なければ、すべてのウイルスが死ぬまでの時間も短くなります。

ウイルスの死に方は、ある時間がたった時に一斉に死滅するというものではありません。だいたい一定時間ごとに、一定の割合で、等比級数的に死んでいきます。

例えば半分、また半分と、あるいは1／10、また1／10と死んでいきます。そしてそれらの率はウイルスの種類ごとに違っている上、温度や湿度などの環境によっても異なります。

例えば「ウイルスが10時間生きていた」と言った時は、最初にあったウイルスの中の最後の1個が死ぬまでの時間を言います。最高齢者を見て、ヒトの寿命と言っているようなものです。

ウイルスでは最長寿命がいくら長くても、大部分は短い時間で死にます。長生きする方が少なく、最後の1個は、珍しい例外中の例外と言えます。

くり返しますが「ウイルスが生きている時間」というのは、そこに最初にあった量によるのです。そこにある生きているウイルスが10個やそこらなら、どう長くても1～2時間で生きているウイルスはいなくなります。

要は、どれだけの生きているウイルスが「そこ」にいるか？　の問題だけです。

これまでみなさんは、いろいろなメディアで、専門家がいろいろな物の上で、あるいは空中で「ウイルスがずいぶん長い間生きている」という話をしているのを見聞きしてきたと思います。

しかし、彼ら「専門家」の話に決定的に欠けていたのが、時間と量の関係の分析や考え方です。時間と量の関係を考えに入れないと、ウイルスが身のまわりでやたら長く生きていると思い込んでしまい、怖くて仕方がないといった気持ちになってしまいますね。

実際には、環境にウイルスはほとんどいませんし、もしいたとしてもほんのわずかです（21ページ参照）。私の説明で、少しは気が楽になっていただければ嬉しいです。

## まとめ

●たった1回の咳では、すぐに感染するような量のウイルスは出ない。

●手洗いよりもうがいの方が大切。
うがいは、自分の感染を防ぐためだけではなく、他者にうつさない効果も。
うがいができない時は、こまめに緑茶を飲む。

●小さな空気清浄機はその周囲の空気を取り込むだけ。
部屋全体をきれいにするには、意識的に空気の流れを作ることが必要。
そしてできれば、時々窓を開けて換気すること。

●アルコール噴霧などの空間消毒は効果がないだけでなく、
逆に健康上の害になる場合もあり、要注意。

第3章

# ＰＣＲ検査をただ増やせば良いという大誤解

# ＰＣＲ検査をしなかったから医療崩壊を免れた

もっとたくさんＰＣＲ検査をするべきだと、声高《こわだか》に発言する評論家やテレビコメンテーターをよく見かけます。しかし私は、２０２０年の感染対策で評価すべきことの一つは、ＰＣＲ検査の対象をむやみに広げなかったことにあると思っています。

当時のＰＣＲ検査をする目安は「37・５度以上の熱が４日間以上続いている」でした。基準を定めることで、単に不安に駆られている人に、数に制限のあった検査キットを使わなくて済みました。軽症の患者に、限られた病院のベッドを占領されないで済んだのです。

軽症の患者や単なる風邪の症状だった人は、自宅待機しているうちに症状が治まり、病院は救われたと言って良いでしょう。無症状の感染者を見逃すという反論もありますが、ＰＣＲ検査を日本の何十倍もやっていた欧米に比べ、流行規模や重症者数が日本の方がはるかに少なかったのはデータからも明らかです。方針が間違ってはいなかったということでしょう。

結果論かもしれませんが、ＰＣＲ検査を制限したからこそ、日本では医療崩壊は起きず、多くの重症患者の命を救えたのです。私は誇れることだと思っています。

もっと言えば、医療崩壊が起きなかったことで、心筋梗塞や脳梗塞、事故などで緊急に治療を必要とした人達の命も救えたのです。

新型コロナにばかり目が向きがちですが、病院にはもっと多くの重症患者が入院しており、医療従事者は毎日そうした患者さんとともに闘っているのです。こうしたこともよく考えて、対策を講じていかなくてはなりません。ただ単に、ＰＣＲ検査を増やせば良いというものではないのです。

しかも、次ページ以降で詳しく説明しますが、ＰＣＲ検査を知る私に言わせれば検査自体にもいろいろな問題点があります。ＰＣＲ検査が万能なわけではないし、検査をして陰性だったからといって、安心できるわけでもありません。限界を理解した使い方が大事なのです。

本当に必要な人に、必要な回数検査をするために、機材と人材を投入するべきなのです。それを、政治の道具にするかのように、ＰＣＲ検査をしてこなかったことを批判しているのを見ることがあります。でも医療や行政の公衆衛生活動の現場に素人が口出しをして、混乱を招くようなことはやめましょう。ＰＣＲ検査の意味と目的をきちんと理解したプロが、方針を決めて実行していけるような社会になるべきです。

# ＰＣＲ検査では死んだウイルスでも陽性になる

ＰＣＲ検査は、鼻の奥の粘膜を拭《ぬぐ》った液や唾液を検査の対象にし、その中にウイルスの遺伝子があるかどうかを見るだけの検査方法です。

しかもウイルス遺伝子の全体があるかを見るのではなく、特徴的な遺伝子配列をした一部だけを探すのです。またその探し方も最初に検出された反応を倍、倍……と、１回の反応サイクルで倍ずつ増やしていって、20から40サイクルの幅で無理矢理増幅させて判定します。

注意しなければいけないのは、あくまで「遺伝子の一部を見る」という点です。つまり、完全な状態の生きたウイルスだけでなく、死んだウイルスも検出されることになります。また、細かなかけらであっても増幅させます。すなわち誤って、生きたウイルスの検出として判断される危険性があるということを意味します。

すると、次のような不都合が起こります。

例えば咳をする感染者と、道ですれ違ったとします。生きたウイルスはごくわずかですが、そのまわりには、死んだウイルスのかけらが１００～１０００個あります。すでに死んだウイルスを吸い込む確率は、生きたウイルスを吸い込む確率に比べて、１００～１０００倍も高くなります。ウイルスのかけらがくっついた鼻の奥の粘膜を拭《ぬぐ》ってＰＣＲ検査をすれば、死んだウイルスのかけらが検出されて、その人はＰＣＲ陽性ということにもなり得るのです。ＰＣＲ反応における一つの偽陽性です。

「偽陽性」には、だいたい二つの種類があります。一つは非常に稀《まれ》ですが、反応自体が誤った遺伝子に反応したもので、例えば、一部がたまたま同じ塩基配列を持った他の遺伝子、あるいは非常に似た遺伝子に反応してしまうタイプ。もう一つは、本当は感染しておらず、たまたま死んだウイルスが検出されたタイプです。「無症状の感染者」とされた人の中に偽陽性が紛れ込んでいる場合には、二つ目のタイプの可能性があります。

また偽陽性とは言いませんが、こんなこともあります。新型コロナの入院患者が退院できる基準、あるいは他の病院が治った患者を受け入れる条件として、「２回のＰＣＲ検査　陰性」が求められることがありますが、症状がすっかり治って、もう生きたウイルスを出すこともないのに、かなり長い間ウイルスの死骸が検出され、なかなか退院できない、あるいは転院できずにいる場合も多いのです。

逆に、感染者を見つけるという意味での「偽陰性」もあります。感染していてもＰＣＲ検査のタイミングが早すぎたために、採取した検体の中にウイルスがほとんどいなかったり、あるいは検体採取の手技が適切でないため、ウイルスがいる検体をうまく採取できなかったりした場合です。

ＰＣＲ陽性だから必ず感染者を見つけ出せるとか、周囲にとって危険な感染力のある生きたウイルスを持っている患者かどうか知ることができると錯覚しがちですが、そうとは限りません。ＰＣＲ検査が万能だと思ったら大間違いです。

また、テレビで「本日の感染者数」などと、毎日うんざりするほどやってますが、あれは単に「ＰＣＲ陽性者数」を言っているだけです。厳密な意味での感染者数ではなく、だいたいの傾向を言っているだけだと思って良いのです。

# 手軽な民間のＰＣＲ検査、信頼性は大丈夫か？

民間企業が行うＰＣＲ検査が増えていますが、一口にＰＣＲ検査と言っても、その方法にはさまざまな違いがあります。

その違いが、検査結果にもかかわってきます。

まず、鼻咽頭拭い液や唾液など、どの検体を使うかが違います。体の場所によってウイルスの量は違うので、当然ながら、同じ人でもどこの検体を使うかで、検出されるウイルス遺伝子の量が変わってきます。唾液《だえき》では陰性でも、鼻の奥を拭った検査なら陽性かもしれません。あるいは、その逆かもしれません。

また、ある論文では、検体中のウイルス遺伝子の量は、採取から時間が経つにつれて減っていくと報告されています。人の検体中に含まれる、ウイルス遺伝子を分解する酵素が働くためです。検体はマイナス20℃以下で凍結保存することになっていますが、ウイルス遺伝子の分解はなんとマイナス20℃でも起きるとされ、保存状態によっては急激に進みます。

そしてまた、遺伝子量の減少は、特に唾液の検体で起きやすいことも報告されています。「唾液で検査できて、結果が出るのが早い」と言われたら、手軽さに惹《ひ》かれる人も多いでしょう。

しかし、一度に大勢が検査を受け続けるようなことがあれば、輸送にかかる時間に加え、その後の処理が追いつかず採取の翌日や翌々日に回されてしまい、本当は陽性と出るべき物も結果として陰性とされる、すなわち「偽陰性」の山ができてしまうこともあり得ます。それではＰＣＲ検査の意味がなくなります。

ウイルス遺伝子の検出感度にも、用いている機器や試薬やシステムの違いによる差があります。新しいやり方の中には、従来の古典的なやり方に比べ、検出感度が10～１００倍も鈍いものがあります。

こうしたことを考えれば、ある検査方法で陽性でも、別の方法で検査すれば陰性ということもあり得ることがお分かりでしょう。

ＰＣＲ検査の信頼性は、どれも同じではないのです。

# 白黒だけではなく「ウイルス量」も調べられてこそ、感染リスクが判断できる

一方で、煩雑《はんざつ》な検体からの「ＲＮＡ遺伝子抽出」作業（古典的な方法で検体の最初の処理とされる）が不要で「全自動で人手がいらない」といった謳《うた》い文句のものもあります。

こうした検査システムでは、それぞれ自動的に独自の線引きをして、陰性か陽性かという白黒の判定をしています。

しかし実はＰＣＲ検査は、従来通りのやり方をすれば、こうした白黒の判定だけでなく、その人がどれくらいの量のウイルスを持っているかという「定量情報」を得ることもできます。

ＰＣＲ検査で陽性か陰性かと一くくりで言われていますが、そんなに単純ではありません。一口に陽性と言っても、持っているウイルスの量は人それぞれで違います。少な

い人なら、ＰＣＲシステムによる遺伝子検出の限界ギリギリ、多い人はケタ違いどころか、比較すれば１００万倍以上も違います。

検出限界付近のウイルスしか検出されない人は、生きたウイルスはほとんど持っていない可能性が高く、もしかしたら周囲への感染リスクという視点では偽陽性かもしれません。本当に感染していて他の人も感染させる可能性がある人なら、そんなに低い値であるわけがないと、専門家なら誰もが知っています（検体から生きているウイルスが見つかるのは、検出遺伝子量１００万個に１個ぐらいです）。

ところが実際には、ウイルス量の情報が得られても活用されなかったり、そもそもウイルス量が測定できないシステムだったりで、陰性か陽性かの白黒だけで判定される場合がほとんどです。

全自動システムは確かに人手も省かれ結果が出るまでの時間は短縮できますが、個々の被験者が持つウイルス量までは分かりません。定量情報の把握をしようがないのです。

ついでに言えば、検査の効率を上げるために複数の検体を一つにまとめて、そこから一定量を取って検体としてＰＣＲ検査にかける、いわゆる「プール方式」というやり方（中国などで行われている方式で、日本でも最近認められた）もあります。

この方式では検体一つひとつを検査する従来のやり方に比べて、まとめた数の分だけ感度が下がります。例えば、10人分をまとめれば感度は１／10に下がります。

検査は受ける人のためにあります。場合によっては、その人のその後の人生を左右することさえある。一人の人間をオセロゲームの駒のように、白黒で判断するのはとても危険なことです。

検査結果からいろいろな判断をする側は、もう少し踏み込んで、陽性だとしても「その人がどれくらいのリスク、すなわち、本人の重症化のリスクと周囲に感染を広げる可能性のリスクをどの程度持っているか」を考えてあげなければいけません。そのためには、量の情報が大事なのです。

## ＰＣＲ教信者に猛省をうながす

では、偽陽性や偽陰性が多いＰＣＲ検査は、あまり意味がないのでしょうか？　検査自体に意味がないわけではなく、使い方を考え、上手に使う必要があるということです。例えば、ウイルス量の情報が活用されなかった弊害がよく分かる、こんな例があります。

ある小学生が新型コロナ感染者の濃厚接触者とされ、ＰＣＲ検査を受けたところ、結果は陽性でした。ところが検出されたウイルス遺伝子の量は、陽性判定ギリギリでした。その量なら生きたウイルスが存在する確率は極めて低く、他の人を感染させるリスクはほぼありません。それなのに学校を数日間休校にし、学校全体に消毒作業までしました。

「ＰＣＲ陽性だから」という情報だけで周囲に感染を広げてしまう可能性があると判断

して隔離し、さらに本人ばかりか周囲に大きな不自由を強制するのは、とんでもなくナンセンスで不条理です。

過剰な対応をしたために、その子や家族がまわりから白い目で見られるなどという「分断」も起きたかもしれません。

では、どうしたら良かったのでしょうか。

まずやるべきことは、陽性だった子を翌日にでももう一度きちんと定量できる方法で検査して、本当にその子の鼻でウイルスが増えているかどうかを調べることです。そして増えていなければ、周囲が何も特別なことをする必要はありません。

患者を見つけ出そうとし、そのためにばかりＰＣＲ検査が使われようとしています。

ＰＣＲ検査を日本が十分に増やさなかったことを声高《こわだか》に批判し、「攻めのＰＣＲ」という言葉まで提唱されました。症状のない人も全員ＰＣＲ検査をして陽性者を隔離し、陰性者だけで経済活動を活発化させよと主張する人達が少なからずいます。

ＰＣＲ検査の利点・欠点をよく理解せず、とにかく「やればよい」「増やせばよい」

ということをお題目のように唱える人を、私は「ＰＣＲ教信者」と呼んでいます。冗談ではありません。やたらＰＣＲをやれば、症状のない感染者を把握でき、その人達を隔離さえすればすべてがうまくいくなどという考えは甘すぎます。

検査数が日本よりはるかに多い国でも感染拡大を抑えられなかったし、日本の病院でも新規入院患者全員に検査をしたのにそれをすり抜けた患者から始まって大きな院内感染を起こした例があります。

さらに、どことは言いませんが、ある地方の自治体でＰＣＲ教信者の首長が主導して、住民を次から次に検査した例があります。結果、感染が抑えられたでしょうか？　否です。結局莫大な税金を使って目的は達成されませんでした。当然です。

ＰＣＲ検査は、検査の時点での一つの状態を示すだけです。たとえ陰性結果が出ても翌日に陽性などはざらです。それが常識的なセンスというものです。

必要に応じてきちんと定量情報も取り、結果を適切に使っていかなければなりません。

## ウイルス量の情報で、その時点でのウイルスの増え方を判断

ＰＣＲ検査を、何がなんでも多くの人に実施しないことを、あたかも罪のように言う風潮にはあきれています。際限なく質の悪い使い方をしても、いろいろな方面で弊害が生じるだけです。

一方で定量情報を活用し、必要に応じて積極的に再検査を行うようにすれば、ＰＣＲ検査は臨床判断にも役立ちます。資源・資金の限られた検査であるこの方法を、有効に使うべきです。

最初の検査でギリギリ陽性程度のウイルス量だった場合、翌日に再検査をしてウイルス量が減っている、あるいは低値で前回とまったく変わらないような場合には、検査時にウイルスのかけらを検出しただけ、または、感染していたがもう治っている、あるいは治りつつある段階だという判断ができます。

もし翌日の検査で増えていれば、本当に感染していて感染が進行している途中で、これから重症化する可能性を考えておく必要があります。定量検査をして、初めてくわしいことが分かるのです。

健康診断を思い出してください。数値が高い検査項目があれば、「放っておくと危ないから、数値が下がるようにこんな治療をしましょう」とか、「こんな数値が出るのは検査の間違いかもしれないから、もう一度検査しましょう」となりますよね。

本来、医療の検査というものは、一つひとつの「数値」で「リスク評価」をして、その結果をもとに次のステップを決めていくためのものです。ＰＣＲ検査も同じ検査の一種です。必要な人に、場合によっては何度もていねいに行い、結果をリスク評価に活用すべきです。

現状の「ＰＣＲ検査をもっとせよ！」と声高に叫んでいる人は、子どもが覚えたての言葉を嬉しくて何度もくり返すように、ＰＣＲの意味するところも知らず、やたら使いたがっているだけのように見えてしまうのは私だけでしょうか。

これはもう、科学とか医学を離れてしまっています。

# 抗体検査・抗原検査の意義とメリット・デメリット

新型コロナの検査には、ＰＣＲ検査の他に抗体検査や抗原検査も使われます。それぞれにどんな違いがあるのでしょうか。簡単にご説明します。

抗体検査は、「過去に新型コロナに感染したことがあるかどうか」を調べる検査です。新型コロナウイルスが体内に侵入すると、体がそれに対する免疫反応を起こし抗体を作ります。それがあるかどうかを調べる検査です。基本的に過去の感染の有無を調べるだけの検査で、検査時点でのウイルスへの感染の有無を見るわけではないことに注意が必要です。

ベッドサイドで使える短冊《たんざく》のような形をした簡易キットを使って調べるやり方と、精密な機器を使ってできた抗体の量を定量的に測定するやり方があります。前者は単に抗体の有無を見る定性検査であり、かなり精度が低いと言われることが多く、偽陽性や偽陰性を示した報告も多い一方、後者はかなり信頼性が高いというのが私の印象です。

抗原検査は、採取した検体の中にウイルスのタンパク質（抗原）があるかどうかを調べる検査で、抗原を見つけるために、これと結びつく性質を持った抗体を反応させて調べます。これもベッドサイドで使える短冊形の簡易キットと大型の精密機器を用いる方法がありますが、ここでは、前者についてお話しします。

ＰＣＲ検査が、たとえ1個のウイルス遺伝子のかけらでも2倍、4倍と増殖させて検出できるのに対して、抗原検査は数千〜1万個のウイルス粒子に相当するウイルスを構成するタンパク質がないと検出できません。

少量のウイルスしか持たない場合には、「あるけれど検出されない」という偽陰性結果を示す可能性があります。これを「感度が低い」という言葉で表すことがあります。この感度の低さゆえ、簡易抗原検査は、ウイルスの検出目的でのＰＣＲの代用にはなりません。ＰＣＲ代わりに安易に簡易抗原検出キットを用いるのは誤りです。

一方で、人によっては、ウイルスのタンパク質に似た物を体が作っていることもあり、それを検出した場合には偽陽性の結果となります。さらに、死んだウイルスに抗体が反応することも当然あり、陽性の場合そこにウイルスがたくさんいることはほぼ確実ですが、例えば感染が燃え上がっているのか、あるいはほとんど治りかけで、ウイルスのタンパク質の残骸を検出しているのかまでは分かりません。

もっと言えば、ＰＣＲ検査を含むどんな検査も「今、感染していない」ことは証明できません。

先にも述べましたが新しく入院してくる患者全員にＰＣＲ検査をしたにもかかわらず、入院患者から感染者が出て、院内感染が広がった病院の例は少なくありません。陰性の結果に安心してしまい、油断してしまった可能性が反省点として挙げられています。

ここまで読んだみなさんなら、当たり前だと分かりますよね。検査時点では陰性でも、次の日になって陽性になる人がいるのですから。

抗体検査では、過去に感染したかどうかは分かりますが、今現在、感染しているかいないかは分かりません。

また抗原検査では、感染していてもウイルス量が少なければ検出されません。

もう一つ言うと、どんな検査があっても陰性の人がすごく多い時期（専門的な言葉で

「事前確率が低い」とき）に躍起になって検査をしたとしても、陽性者の多くが、偽陽性であることが分かっています。検査をやっている人間の常識です。

くり返しますがどの検査も、陰性証明にならないことは明らかです。それどころか、逆に先の病院の例のように、陰性という結果に安心してしまい、判定後の注意がおろそかになってしまったり、やみくもに検査をすることで、必要なところに検査のための人的・物的資源が行き渡らなくなったりする可能性があります。そんな弊害にも、冷静に目を向ける必要があります。

# 抗原検出キットを使えば、コンサートの入り口でチェックできる!?

さて、それぞれの検査にはメリットとデメリットがありますが、使い方を工夫すれば長所を引き出せます。例えば簡易抗原検査キットは、診断の精度、特に感度は低く、すなわち少量のウイルスには反応しないものの、感染性のウイルスがいる検体を判定する能力は90%以上あります。

そこで今考えているのは、入院措置を考えている救急外来受診の患者さんに対し、まず抗原検査でスクリーニングを行い、患者さんの扱い方を決めるというやり方です。検査陰性の人は「少量のウイルスを持っている可能性はあるものの、そこには感染力があるウイルスがいない」と考えて後日ＰＣＲ検査を再度行うことにし、まずは感染症の危険性が疑われる患者のリストから除外します。一方で、陽性の人には改めて定量的ＰＣＲ検査をして、診断をつけるというやり方です。

診断と言うよりも、この時点で生きているウイルスを排出している可能性を見る「リスク評価」です。この検査で陰性なら「感染していない」証明にはならないものの、たとえ感染者であっても、その時点では、周囲に感染を広げるリスクはないと判断します。

要は使い方です。

最近、ドイツや英国で、コンサートなどのイベントの前に、この迅速抗原検出キットで入場者を入り口でチェック（検査）し、結果が出るまで10～15分間待機してもらい、陰性の結果が得られた人だけに入場を許すという試みが始められていると聞きます。これはまさに、その時点に限定したリスク評価としての理にかなった使い方です。

同様のことを日本でも行うかどうかですが、もし実施するとなると、堅苦しい行政の許可の問題と、キットの値段を今の1回数千円から大きく下げられるかどうかが、課題かもしれません。この簡易キットを、流行地の高齢者施設の入居者のスクリーニングに用いる試みもすでに始まっています。

## まとめ

- ＰＣＲ検査は、やみくもに多くの人にすれば良いというものではない。死んだウイルスも検出してしまうので、偽陽性とされる人も多い。
- 従来のＰＣＲ検査はウイルス量も調べられるので、正しく活用すれば、感染者の重症化のリスクと、周囲に感染を広げる可能性の程度も分かる。もっと有効に使いたい。
- 抗体検査では、過去に感染したかどうかは分かるが、今現在、感染していないことの証明にはならない。抗原検査では、感染していてもウイルス量が少なければ検出されないが、その時点でのリスク評価には使える。
- ＰＣＲ検査だけを増やしても、陽性者を受け入れる体制が整っていなければパニックになる。無症状者、偽陽性者まで隔離していると、医療体制はパンクする。その意味で、流行初期、日本はうまくやっていたと言える。

第4章

# ウイルスに勝つ
# マスクの達人になる

# マスクに抵抗感がない日本人

空気感染を防ぐ有効な対策の一つ、マスク。日本ではマスクをすることへの抵抗感があまりありません。小学校の時に、給食当番になるとマスクをした経験をほとんどの人が持っています。

風邪を引くと友達にうつさないためにマスクをしたし、インフルエンザが流行《はや》り出すと、予防のためにマスクをしてきました。近年では、花粉症の患者数も多くなり、マスクをしていることへの社会的抵抗感があまりないように思われます。

しかし最強の守り神・マスクも、選び方や使い方を間違えるとまったく意味のないものになってしまうのです。

あらためてマスクに焦点を当ててみると、これが意外に奥深い。何が良くて何がいけないのか、正しい知識を持って、ぜひマスクの達人になってください。

# ウレタンマスクは効果ほぼゼロ

まず素材の話から始めましょう。

マスクの素材による飛沫防止効果の違いを調べるため、私の研究室で実験をしてみました。

人の出すエアロゾルを模《も》したものを空間内で発生させ、マスクの素材を装着した計測器で吸入させ、吸い込まれたエアロゾルの粒子の大きさと量を測定するものです。

実験は、邪魔になる粒子が存在しないクリーンルーム内で行いました。エアロゾルを発生する装置は、ネブライザーと言って、薬剤をミスト状に噴霧させる器具でぜんそくの治療などに使われるものです（ネブライザーの出すエアロゾルの粒子の大きさの分布が、ヒトの咳やくしゃみのそれと似ていることは確認済みです）。

吸い込む側には計測器をとりつけ、空気サンプル取り入れ口に、マスクの素材を切り取ったものをすき間なくぴったり貼り付けます。そして計測器で部屋の空気を吸い込み、

## 実験方法

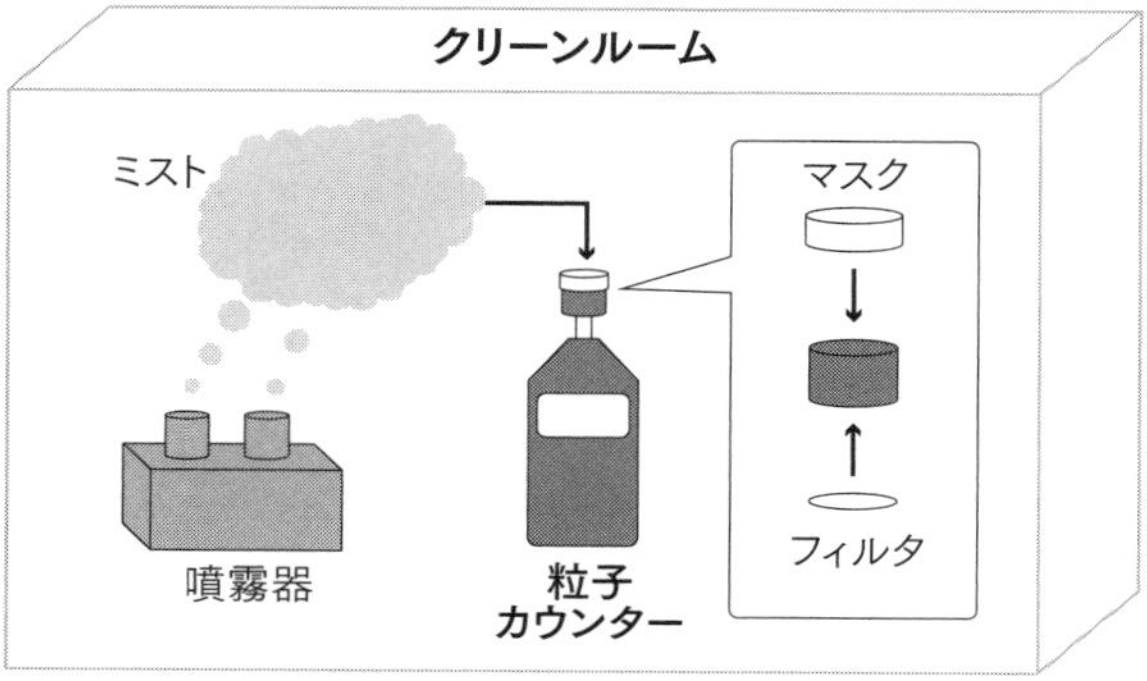


## マスク素材別の粒子除去性能

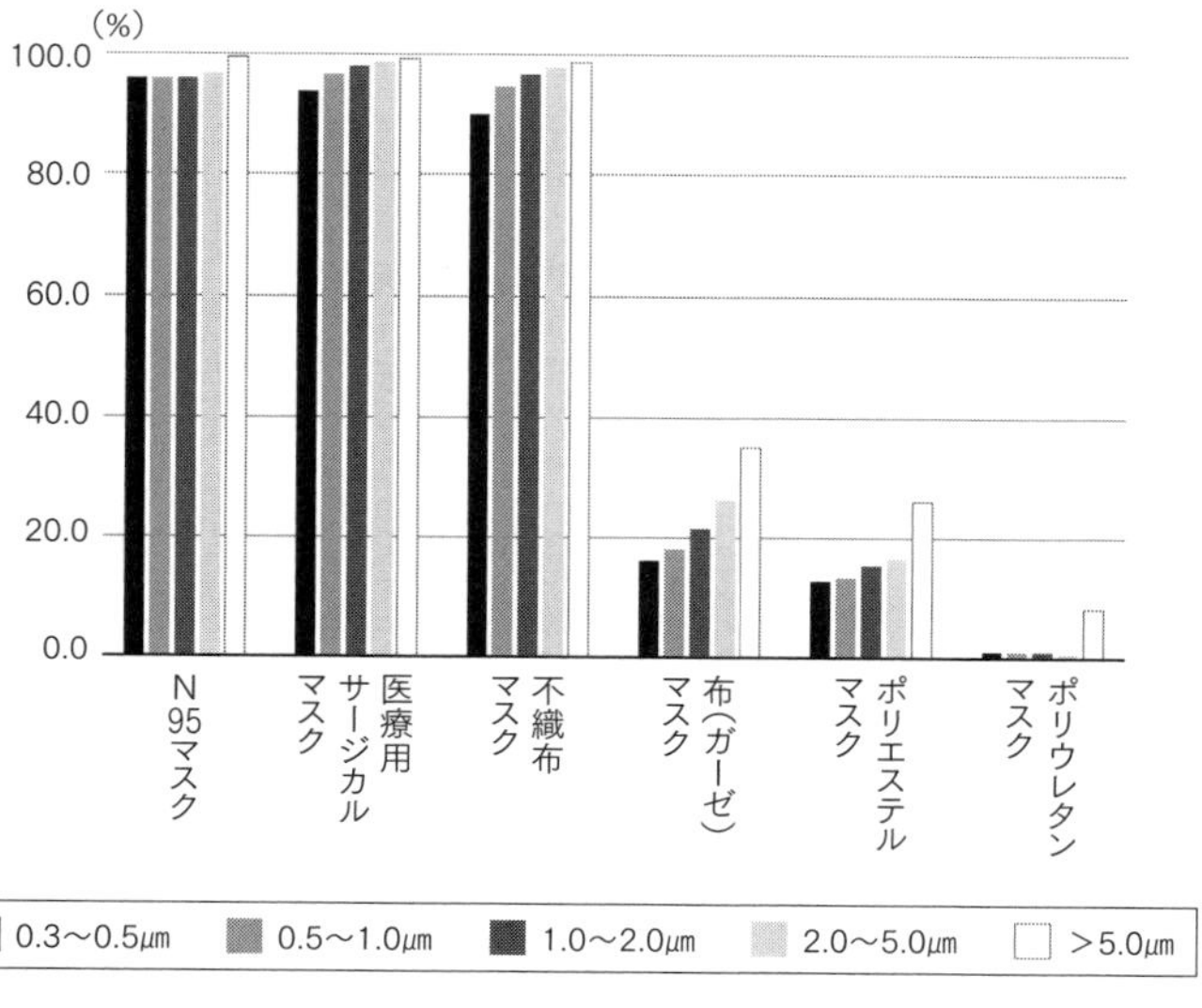

レーザー式の粒子数計測を行い、素材を通過してくる粒子の数を粒子径ごとに測定し、素材なしの時と比べます。マスクの素材の性能だけを調べるやり方です。

使用したマスクは、私の勤務先の病院で使用されている医療用サージカルマスクをはじめ、どれも身近で手に入るもの。不織布マスクはウイルス99%カットの性能を謳《うた》うもので、ポリエステルマスクやポリウレタンマスクは一層式で、内部や表面に特殊な加工がされていない、一般的なものです。どれも一般のお店で購入してきました。ガーゼマスクは、政府配布のいわゆる「アベノマスク」です。

6種類とも同一の条件で実験をしたところ、N95マスクと医療用サージカルマスク、そして不織布マスクでは、大きな飛沫粒子を除去する能力には、あまり差が見られませんでした。

小さな粒子でやや差は見られましたが、それでも、きちんとした不織布マスクであれば、一般の人の日常生活なら十分と思われる性能を持っていることが明らかになりました。

一方、ガーゼマスクやポリエステルマスクは、大きな粒子ならある程度除去しますが、不織布マスクより大きく効果が劣ります。着けている人が自分をウイルスから防御するのに十分とは言えません。

ただ、周囲を守る目的であれば着けている人が咳やくしゃみ、会話などの際に口から出す大きな飛沫粒子を遮《さえぎ》ることは可能で、ある程度の効果は期待できるかもしれません。

今回衝撃的だったのは、ポリウレタンマスクの粒子除去性能が、思っていた以上に低かったことです。

富岳のシミュレーション結果では、吐き出し飛沫量で50％、吸い込み飛沫量で30〜40％を除去するとされていましたが、私の研究室の実験では、５マイクロメートルより小さい粒子は１％以下の除去率しかありませんでした（コンピュータを信用するか、実測値を信用するかですが、私は実験化学者なので、何らかの自分の誤りが見つかるまでは、実験で得た実測値を信じたいと思っています）。

着け心地がソフトで息もしやすいのが、ポリウレタンマスクの長所です。しかし、それだけスカスカで、ウレタンマスク単体では、空中浮遊ウイルス防御の観点で言えば無効です。

自分を守るのにはまったく無力で、周囲を守るのにも多分ほとんど役立たないと思われます。

ただし、一つだけウレタンマスクが生きる道があります。それは不織布マスクの密着性を補強するために使うという方法です（１３２ページ参照）。

# マスクの生命線は素材性能と密着性にあり

我々の実験結果から、日常生活で使うマスクは、素材の面からは一般に手に入る不織布マスクで十分だと分かりました。N95マスクの方が、素材の性能はサージカルマスク以上ですが、不織布マスクも性能としてはそう負けてはおらず、いざという時はN95マスクに近い効果が得られます。ただし、大事なポイントが二つあります。

まず適切なクオリティの製品を選ぶことです。不織布マスクの中には、実は形は似ていても、素材がとんでもなくスカスカのものもあります。まずは購入時に、パッケージのフィルタの効率表示を確認して、きちんと性能が担保されたものを選ぶことが前提です。

現在、日本で売られているマスクの性能表示として一般的なものはPFE（微粒子ろ過効率）とBFE（細菌ろ過効率）があり、いずれも95％以上のものなら（表示が本当ならですが）まずは大丈夫でしょう。

### フィルタ性能表示

**PFE**（Particle Filtration Efficiency）…… **微粒子ろ過効率**

●約0.1μmサイズの粒子をどれくらいろ過（捕集）できたのか

---

**BFE**（Bacterial Filtration Efficiency）…… **バクテリア（細菌）ろ過効率**

●約3μmの細菌を含む粒子がどれくらいろ過（捕集）できたのか

---

**VFE**（Viral Filtration Efficiency）…… **ウイルスろ過効率**

●約0.1μm～5.0μmのウイルスが含まれた粒子がどれくらいろ過（捕集）できたのか

---

※1μm（マイクロメートル）=1㎜の1000分の1の長さ（大きさ）

二つ目に大事なことは、いくら素材が良くても密着性が悪ければ話になりません。素材性能に密着性が加わってこそ、マスクです。

N95マスクの性能の高さは素材そのものにもありますが、実はそれだけではなく、非常に強いゴムを使っていることで、密着性の点ですぐれているつくりにもあるのです。

マスクと顔の密着性が悪ければ、いくら素材が良くても頬とマスクの間のすき間から空気がダダ漏れで、これでは役に立たないマウスシールド（134ページ参照）と何ら変わりありません。

「マスクをしていたのに感染した」という話を聞くことがよくありますが、着け方が悪ければ何の不思議もありません。変異株の感染力が強いから、ではないのです。

すき間を極力なくして、密着性を高める工夫はいろいろあります。

まず一般的に知られているのは、マスク上端のノーズフィット（金属製のワイヤ部分）を適度に折り曲げ、鼻の稜線と頬の上部にぴったり合わせた形にすることです。

コツはマスクをしてから折り曲げるのではなく（こうすると、着けているうちに自然に形が緩《ゆる》んでくることが多いのです）、あらかじめしっかり折ってからマスクを着け、上は目の下、下は顎まで広げ、顔に合わせて微調整をすることです。

ここで一つ、良い方法をお教えします。

次ページにやり方をご紹介しました。これは、道具を使わず、着け方の工夫だけで密着性を高めることができます。海外の有名な医学誌に載った論文で効果が実証された方法で、完成するとN95マスクに見た目も似ていて、密着性も高いものができ上がります。試しに一度作って装着してみてください。

マスクが口に直接当たらず、呼吸が楽なことが分かります。自分の呼吸に合わせて、

## 密着性を高める方法

①

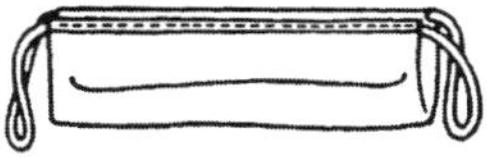

マスクの高さが半分になるよう2つ折りにする

②

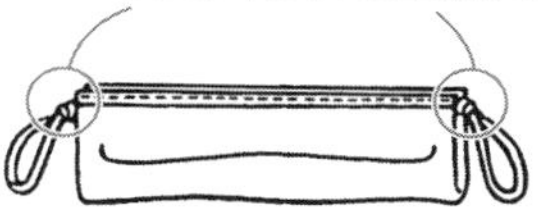


両方の紐を根元でねじってしっかり結ぶ

③

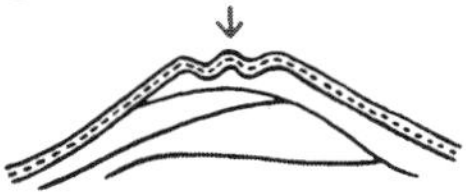

ワイヤ部分を中心でしっかり折り、その数ミリ両脇を反対側に折って小さなW型を作る

④

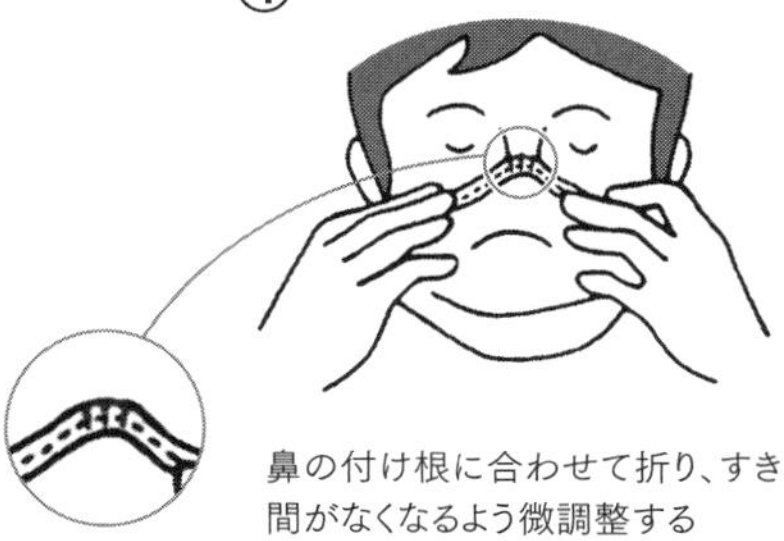


鼻の付け根に合わせて折り、すき間がなくなるよう微調整する

⑤

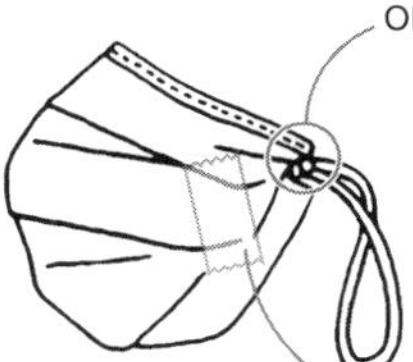


紐の結び目のところは内側に押し込みテープで止める。その方が後で形が崩れない

⑥

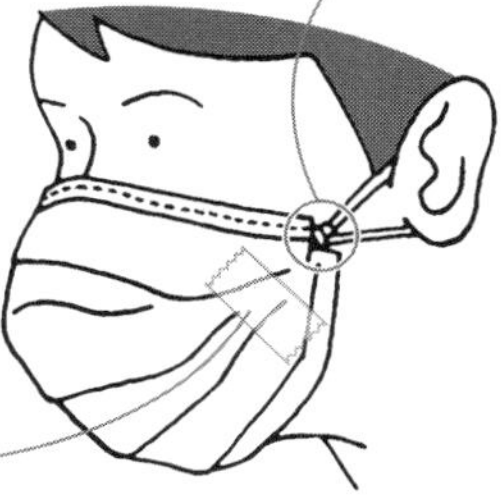


大きめのサイズで作った方が使いやすい

マスクが前後に動くのが分かるはず。これはマスクの密着性が非常に良好な状態にあることを意味します。

講演会などで紹介していますが、多くの人に好評です。

もう一つ、不織布マスクの密着性を補強する手段があります。最近のＣＤＣの報告にあったのですが、不織布マスクをした上からウレタンマスクをつけ、上から押さえて密着性を高めるというやり方です。効果はそれなりに期待できます。

ウレタンマスクは、前述の通りスカスカですから二重につけても蒸《む》れず、長い時間使えます。接客業など人との接触が多くリスクの高い場にいる人達が、その時々のリスクを判断して使ってみると良いと思います。

さらに密着性を高める方法として、マスクの紐を頭の後ろで止めるマスクバンドがあります。これは安価で手に入ります。それをキツめにすれば、顔にぴったり押し当てられます。この方法のもう一つの利点は紐が耳に強く当たることがないので、紐のせいで耳が痛くならないことです。マスクの紐に対し、知覚過敏気味の人にもおすすめです。

ただし、いくらマスクを密着させようが、どんなに性能のいい素材を使おうが、マスクに頼り切る、つまり１００％を求めることはできません。マスクをした人の動き方次第で、密着度は大きく低下することも分かっています（１３８ページ参照）。

防御を完璧にすることは不可能です。狭い密閉空間でまわりを大勢の人に囲まれ、集団の中にウイルスを出している人がいれば、感染リスクはゼロにはなりません。そのような場面では、何よりもまず換気です。

# フェイスシールド・マウスシールドでは何も防げない

フェイスシールドやマウスシールドをマスク代わりに使う光景を、テレビなどでよく見かけます。では、エアロゾルの侵入を防げるかと問われれば、残念ながら感染対策として効果がないことは明らかです。

フェイスシールドを使う人の中には、自分の飛沫粒子を出さないようにと思っている人もいるかもしれませんが、本来の用途は相手の大きな飛沫が顔にかかるのを防ぐためのものです。相手を守るためではなく、医療現場で患者から直接飛沫を顔に浴びるのを防ぐことで自分を守るためのものです。医療者はエアロゾルの侵入を想定して、下には必ずマスクをします。

しかし、テレビなどで見かける使い方では、マスクで顔を隠したくないリポーターやタレントなどが、感染対策をしていると見せるために使っているとしか思えません。見るたびにむしろ危険だなあと思っています。

## 飛沫粒子がすき間から入り停滞してかえって危険

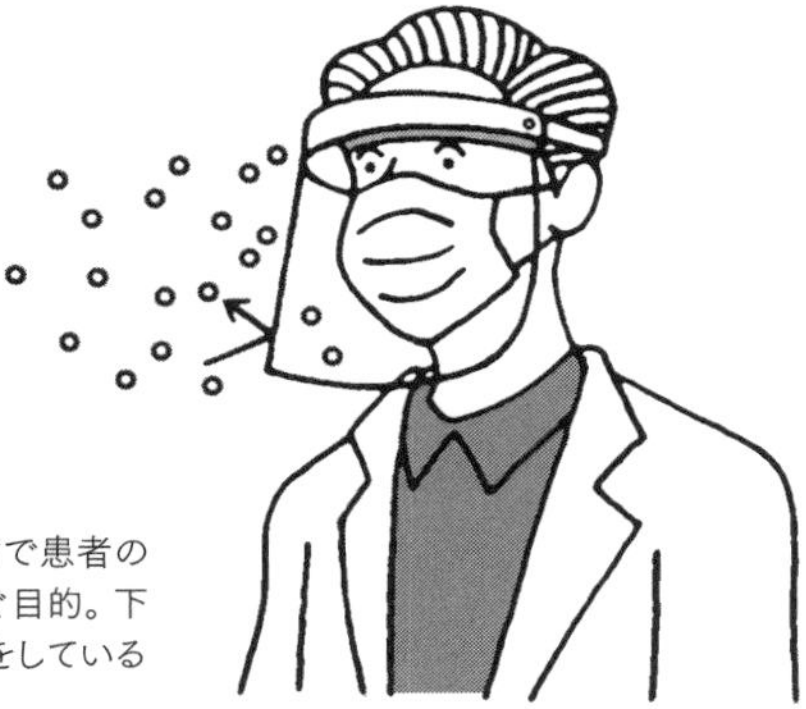

本来は医師向けで患者の
出す飛沫を防ぐ目的。下
には必ずマスクをしている

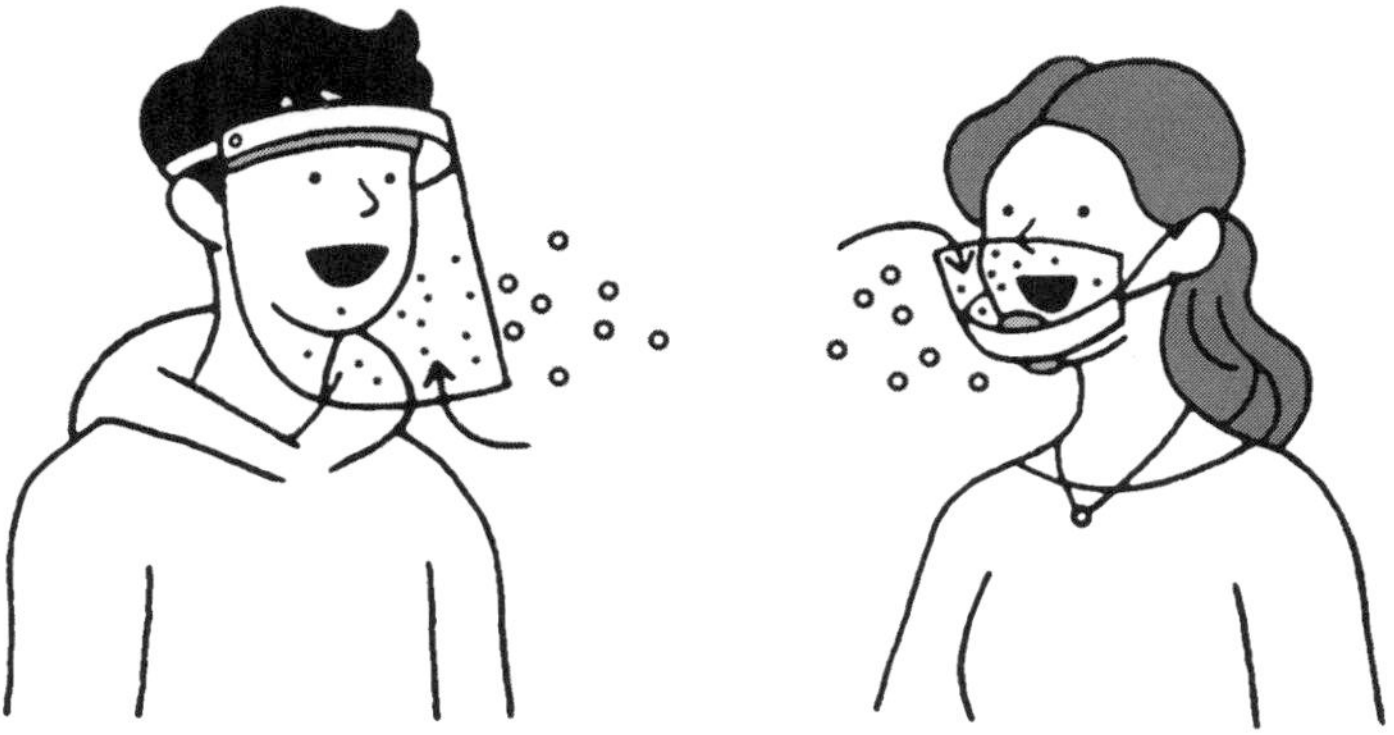

すき間から飛沫が入り込み、かえって危険

飛沫に対しては効果を発揮できても、よほど大きな物でない限り、横や下から入ってくるエアロゾルには無防備です。

しかも、十分な長さのない、短いフェイスシールドは、息を吸う際に周囲のエアロゾルを巻き込んでしまいます。

また、一見、大きな飛沫を防いでいるようで、エアロゾルがひとたび顔とフェイスシールドの間に入り込んでしまえば今度はなかなか抜けず、かえって感染リスクが上がります。

マウスシールドも、マスク代わりにはなりません。あれはもともと食品衛生用で、食品工場などで働く人が、会話をした時に自分の唾液の飛沫が食品に入らないようにするためのものです。

小さい飛沫粒子はマスクなら止まるのに、マウスシールドでは自由に出ていき、相手を感染のリスクにさらします。

逆に他の人の発したエアロゾルを防ぐ力はまったくなく、日常生活の新型コロナ対策としては、誰を守ることにもなりません。マスクをしなくてはならない状況で、マウスシールドをしている人やマスクなしでフェイスシールドをつけている人からは、離れた方が安全です。

また、団扇《うちわ》や扇子《せんす》を感染防止に使うことをすすめていたという話もあると聞きましたが、笑止千万と言うしかありません。これらは多分百年後の人達に原始的気休めと笑われる運命にあります。

# マスクを着けたらしてはいけないこと

実はマスクを着けたら、してはいけないことがあります。それは走ることです。どんな製品でも、性能を発揮するには適切な使用条件があります。マスクを着けて走ると、マスクが表示通りの性能を発揮できないのです。いくら性能のすぐれた医療用のサージカルマスクを選んでも同じです。走ると顔や体が揺れてマスクがずれ、密着性が失われてしまいます。

走ることだけではありません。海外の論文でも、前かがみや上を向く、首を振るなどの体の動きによってマスクと顔の間に少しずつすき間ができ、飛沫粒子の通過率が変わることが発表されています。危ないと思った状況下では、事あるごとにマスクの密着がうまくいっていることを確認してください。

もし動いてずれたら、その時は着け直せばいいのですが、走ってはいけない理由はも

### 人の行為とエアロゾルの発生の関係のイメージ模式図

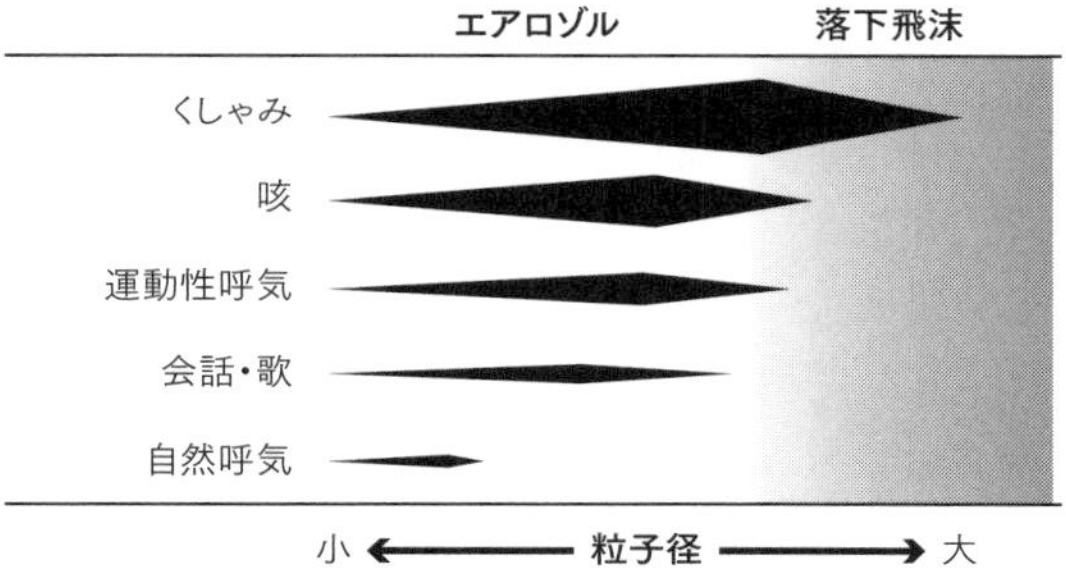


人間のこうした行為が、それぞれの量のエアロゾルを発生させるということを示している

う一つあります。

走って呼吸が激しくなると、強い力で息を吸い込みますよね。そうすると、普通の呼吸ならマスクの繊維に引っかかるはずのエアロゾル粒子も、繊維の間をすり抜け中に入ってきます。

ハアハアと口呼吸をすれば、なおさら強く吸い込み、入ってくる飛沫粒子の量が増えます。

駅の階段のような狭い空間で、多くの人が行き来する場所はエアロゾルが溜まりやすいところで、特にマスクが必要な場所です。

そうでなくても階段の上り下りには息が上がります。そこで走るとどれだけ危険か、もうお分かりでしょう。

大勢の人がいる駅の階段では、マスクをしていても、走ってはいけません。

# 外を歩く時にマスクはいらない

外を歩くだけなら、マスクは必要ありません。熱中症の危険性がある時期はなおさらです。

屋外の広い場所では、すれ違った相手がたとえ咳をしたとしても、ウイルスを吸い込む可能性がとても低いことはすでに述べました（63ページ参照）。別のよくある場合も見てみましょう。次ページのイラストを見てください。普通は戸外は程度の差こそあれ、必ず風がありますが、話がちょっと複雑になるので、ここではじめに無風の仮想空間で説明します。

その無風状態の道や、屋内でも体育館のような広い場所を、２人の人が歩いているとします。このうちＢさんが感染しています。

Ｂさんがマスクをせずに１回咳をすると、口から出る飛沫粒子の中にウイルスがいます。ウイルスの中には、何個か生きているウイルスがいます。何度も咳をすれば、Ｂさ

### オープンスペースでのリスクの考え方

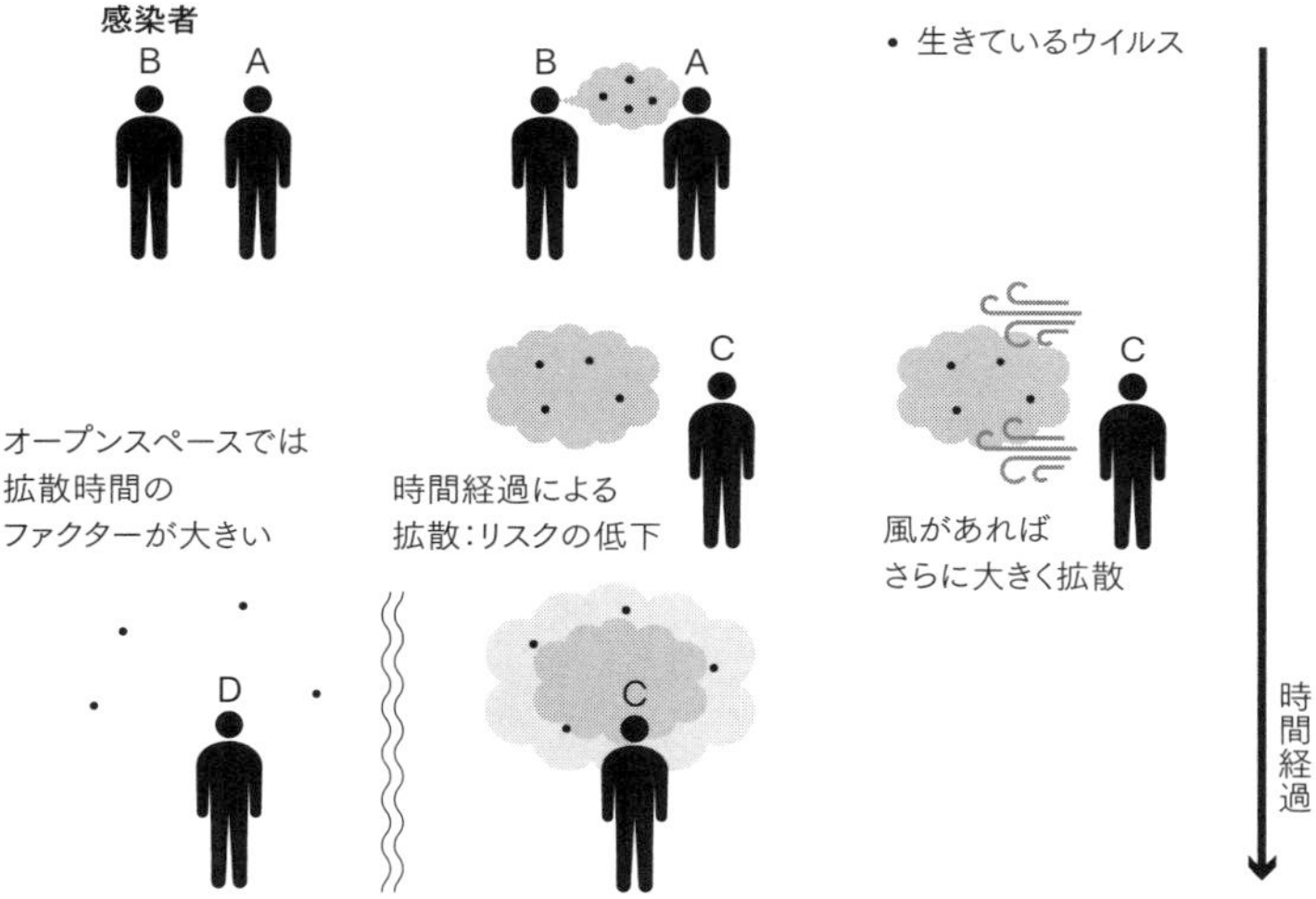


んと並んで歩くこれまたマスクをしていないAさんは、当然ウイルスを吸い込む可能性があります。

2人が歩いていき、Bさんが咳をした場所をCさんが通りかかります。Cさんは空中を漂うエアロゾルの雲の中へ入っていきますが、その時には生きたウイルスは先ほどよりも「空気のブラウン運動」(中学の理科で習う)で拡散しているので、ほんの短い時間の通過の際に、それを吸い込む確率は極端に低くなります。

その後Dさんも、Bさんが咳をした別の場所を通りかかりますが、Cさんと同様、というより拡散がさらに進んでいて、Cさん以上に生きたウイルスを吸い込む確率はほとんどありません。

このように、風がなくてもエアロゾルは時間とともにだんだん拡散し、通りがかりに吸い込む確率は低くなります。次に現実に即して考えてみます。戸外は、地面からの上昇気流も含めて必ず風が吹いています。この風がさらに大きく拡散させてくれます。前を歩く人と距離をとれば、なおさら危なくも何ともありません。

右の話は、あくまでオープンスペースだから言えることです。屋外であっても周囲を壁に囲まれた狭い場所で人々が密の状態だったら、そうはいきません。咳を2回、3回とすれば、口から出るミストは2倍、3倍になり、狭い空間の中に溜《た》まっていきます。大勢の人が狭い範囲に集まっていたら、空中の粒子はなかなか拡散していきません。

しかも、ウイルスを出す人は次から次へと咳や呼吸で出し、吸い込む人もくり返し吸い込みます。そこに長時間いれば、当然リスクは高くなります。1平方メートルのスペースに何人もの人が集まる、例えば人気歌手の野外コンサートのような状況であれば、屋外でもマスクが必要です。

屋外・屋内と言っても、一様ではありません。

風や時間の経過によって、粒子がどっちの方向へどう流れていくか。「こっちは来ないな」「ここはありそうだな」「ここは息を止めた方が良さそうだ」「今はマスクをした方がいい」と、場面ごとに考え、賢く対応することが大切です。

ここで、もう一つ大事なことをお話しします。

マスクは一日中つけっぱなしで使うものではありません。人間の緊張感はそう長く持続できず、必ず密着性が甘くなります。自分を守る時には、緊張感を持って密着性を確実にすべきです。

本当に必要な時と、それ以外の時を上手に区別して、戸外などで必要なければマスクはポケットやバッグにしまい込んで、太陽の下、思いっきり息をしましょう。気が晴れますよ。そして危ないと思ったら、取り出して緊張感を持って着けるのです。

「一度着けたら触れてはいけない、着け外しは厳禁」などという、分かったような分からないようなトリセツは大誤解です。

さらに言えば、一般的な不織布マスクは、長時間の使用で素材自体が劣化します。だいたい積算で8時間ぐらいから劣化が始まります。長持ちさせたかったら、必要でない時は外してしまっておきましょう。

# 意外に危険なエスカレータ、エレベータでの防御は？

密室ではなくても、意外と危ないのがエスカレータです。長いエスカレータは理論上特に危険だと思われます。なぜ危険なのかを説明しましょう。

エスカレータは比較的広い空間にありますが、基本的に屋内に設置されています。空気の流れがあるにはあるものの、風が吹いているというほどではありません。

次ページの図は、上りのエスカレータです。左から右へ時間が経過しています。

先頭の１番の人が咳をしたとすると、そこにウイルスを含むエアロゾルの雲ができます。時間が経てば拡散していきますが、すぐ後ろに乗っている２番や３番の人は１～２秒もしないうちに、薄まり切らないその雲の中に突っ込んでいくことになります。４番や５番の人が通る頃には拡散されて、リスクは低くなります。

咳はたいていの場合、１回だけではありません。１番の人が何度も咳をするたび、２

**エスカレータでのリスク**

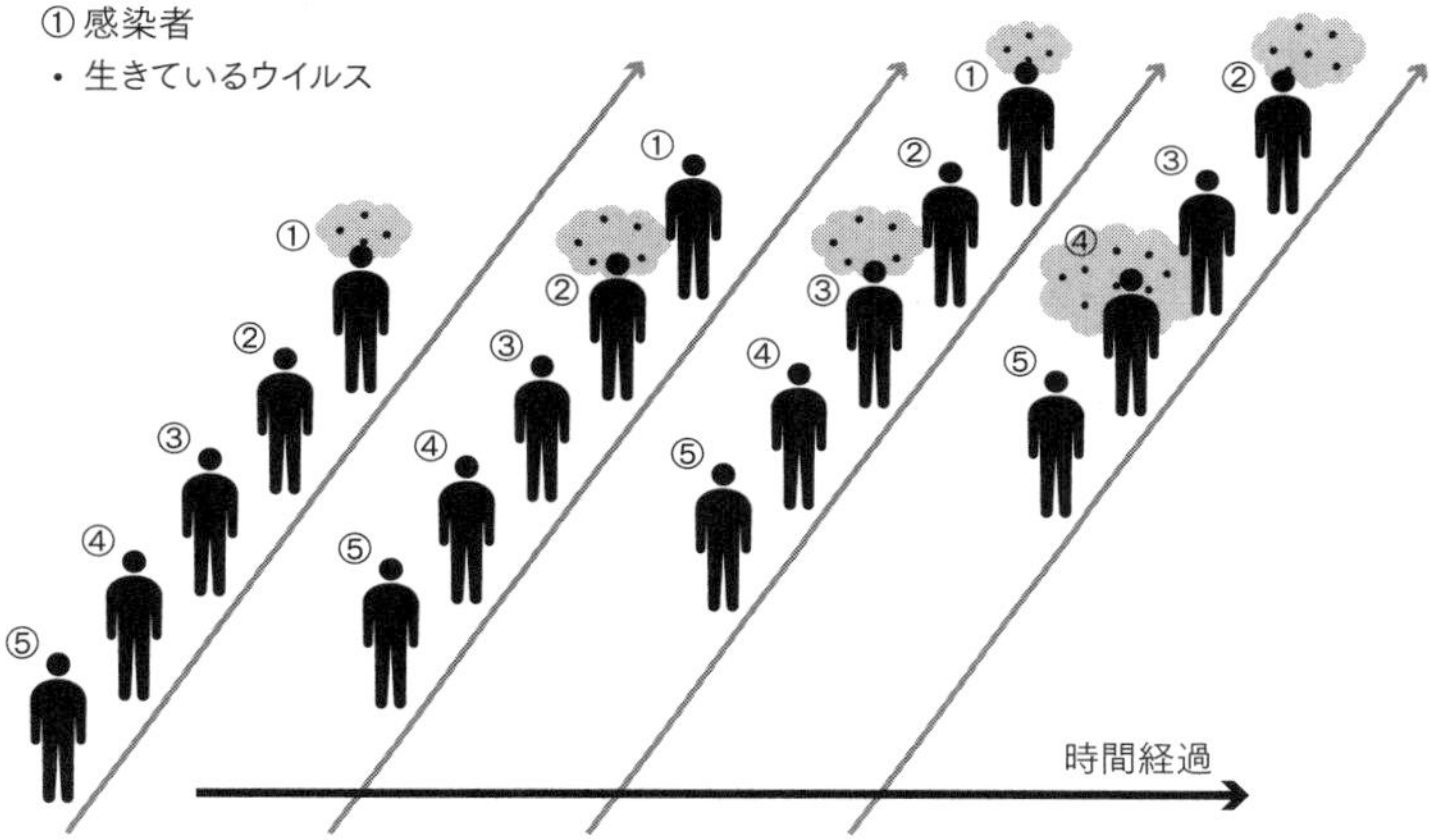


番の人はまた雲の中に頭を突っ込み、ウイルスが含まれたエアロゾルを吸うことになります。次から次へと、前にいる人が出したエアロゾルの雲の中に、自動的に入っていく。自分の意思とは別に、リスクのまっただ中に飛び込んでいくことになります。

感染伝搬《でんぱん》を防ぐには、まずは咳をする人がマスクをすることが第一ですが、2番・3番の人もマスクをして、吸い込まないようブロックすることが大切です。

危ないと思ったら、マスクの上から手でぴったり押さえてすき間をなくしたり、その空間を通過する間だけ息を止めたりすることも、自己防衛のためには有効な方法です。

エスカレータ同様のリスクがあるのが階段です。特に階段を上る時は、心拍数が上がり呼吸が速くなって、深呼吸のように強く息を吸います。

先ほど「マスクをしたら走るな」という話をしましたが、息の強さの問題はマスクの粒子通過阻止能力の低下の話だけではありません。安静にしている時の軽い呼吸なら、ウイルスを吸い込んだとしても、ある程度の大きさのエアロゾルは呼吸器の奥まで届きにくいのです。

大きく息を吸えば、ウイルスは肺の奥まで入り込みやすくなります。荒い呼吸の状態で感染すればいきなり肺に病巣ができ、重症化しやすくなります。肥満体形の人や、呼吸器障害を持つ人はなおさらです。大勢の人がいる駅などの階段では、適切にマスクを密着させて着け、息が上がらない程度の速さで上り下りすることです。

では、エレベータはどうなのかと気になるところでしょう。エレベーターの中を見てください。たいてい空気の吹き出し口があります。手をかざせば風が吹いてくるのが分かると思います。

私なら、乗る時はできるだけそうした空調の送風口や、出入り口に近い、新鮮な空気が入ってくる場所を選んで立ちます。誰かがひどく咳をしたら息を止め、最寄りの階で降りるといいでしょう。

屋外では、やみくもにマスクをする必要はありません。逆に室内ではまわりを見渡して少し考え、自分を守る行動をとることです。

# あなたのマスクの表面にはウイルスはいません！

世の中の「専門家」は、よく「マスクの表面はウイルスで汚染されている」ので「手で触れてはいけない」と、したり顔で説明をします。それを聞くと、マスクは危険な物で扱いが難しく、ちょっと使ったらすぐ捨てなければならないように思ってしまいます。それではマスクがいくつあっても足りません。

また一度着けたら、着け外しは良くない、マスクに触れてはいけないという専門家も多いようです。

でも、これは大きな間違いです。医療現場で患者さんから直接咳やくしゃみを顔に浴びた時はそうかもしれませんが、普通の生活の場では空気中には生きたウイルスはほとんどいません。ウイルスは花粉症を起こす花粉のように、街中の空気の中に大量に漂っているわけではありません。ついでに言えば、その意味で、帰宅したら「着ていたコート」を云々というのもナンセンスの極みのような話です。

百歩譲って、ウイルスを含むエアロゾルの侵入をたまたまマスクで阻止したとします。でもマスクで捕らえたウイルスはいつまでも生きていませんし、ウイルスはマスクの表面にはないのです。マスクの内部の繊維の間にトラップされています。

そもそも「専門家」はマスクは汚染されているから慎重に扱えと言いますが、日常で普通に使用されたマスクの表面から生きたウイルスを、あるいはウイルスの遺伝子さえも検出されたというまともな報告は聞いたこともありません。

そんな頭の中だけで想像したような危険に、私達は脅されてはいけません。

マスクに触らないことより、マスクの命である密着性を確保するためこまめに着け具合を調整することの方がよほど大事です。

# 満員の通勤電車でも、クラスターが起きない理由

通勤電車でクラスターが発生したという報告は、いまだありません。意外かもしれませんが、私は感染伝搬の場にはなっていないと思っています。

理由は二つあります。

一つは、クラスターが発生していたとしても分かるわけがないから。公共交通機関は、毎日、決まった車両に同じ顔ぶれだけが乗っているわけではありません。もし車両の中に感染した人がいたとしても、一人ひとりを探し出して感染経路を追うなどということはできません。もしかしたらあるかもしれないけれど、分からないのです。

もう一つの理由は、日本の通勤電車の乗客は皆きちんとマスクをしていて大きな声で話す人もおらず、中に感染者が紛れ込んでいたとしてもエアロゾルが広がるリスクが極めて低いからです。ユニバーサルマスキングの典型的な例とも言えます。

何もせずに咳やくしゃみをする人がいればリスクはありますが、喋《しゃべ》らず呼吸をしてい

郵 便 は が き

お手数ですが、
切手を
おはりください。

1 5 1 0 0 5 1

東京都渋谷区千駄ヶ谷 4 - 9 - 7

(株) 幻 冬 舎

書籍編集部宛

| | |
|---|---|
| ご住所 〒<br>都・道<br>府・県 | |
| | フリガナ<br>お名前 |
| メール | |
| インターネットでも回答を受け付けております<br>https://www.gentosha.co.jp/e/ | |

裏面のご感想を広告等、書籍の PR に使わせていただく場合がございます。

幻冬舎より、著者に関する新しいお知らせ・小社および関連会社、広告主からのご案内を送付することがあります。不要の場合は右の欄にレ印をご記入ください。

不要 □

本書をお買い上げいただき、誠にありがとうございました。
質問にお答えいただけたら幸いです。

◎ご購入いただいた本のタイトルをご記入ください。

『　　　　　　　　　　　　　　　　　　　　　　　　』

★著者へのメッセージ、または本書のご感想をお書きください。

●本書をお求めになった動機は？

①著者が好きだから　②タイトルにひかれて　③テーマにひかれて
④カバーにひかれて　⑤帯のコピーにひかれて　⑥新聞で見て
⑦インターネットで知って　⑧売れてるから／話題だから
⑨役に立ちそうだから

| | | | | |
|---|---|---|---|---|
| 生年月日　西暦　　年　　月　　日（　　歳）男・女 | | | | |
| ご職業 | ①学生 | ②教員・研究職 | ③公務員 | ④農林漁業 |
| | ⑤専門・技術職 | ⑥自由業 | ⑦自営業 | ⑧会社役員 |
| | ⑨会社員 | ⑩専業主夫・主婦 | ⑪パート・アルバイト | |
| | ⑫無職 | ⑬その他（　　　　　　　） | | |

記入いただきました個人情報については、許可なく他の目的で使用することはありません。ご協力ありがとうございました。

るだけなら、ほんの少ししかウイルスは出していませんし、その人が不織布マスクをしていれば、出る量はその少ない量のさらに１／１００ほどになります。

鉄道会社も、車両に換気装置を備えたり窓を開けたりするなど換気に力を入れています。また、東京の山手線などは１～２分間隔で停車するので、頻繁《ひんぱん》にドアが開き、つねに換気されているのと同じ。駅間が長い東海道線のような路線でも、皆がマスクをしてじっと乗っているだけなら、まず危険はありません。私は怖いと思ったことはありません。

新幹線や飛行機は、長時間乗ったままでドアや窓も開きませんが、つねに換気されていますし、今時の航空機では座席ごとに個別の空気の流れが計算されています。

かつて空調が故障した飛行機の中でインフルエンザ患者のクラスターが出たことはありますが、あくまでも例外的事例です。新幹線はＪＲの説明によれば、かなりの換気がなされていて、その模式図まで公開されています。その図を読み込んでいくと、どうも座席配置の中では窓際の席が一番新鮮な空気環境が得られそうでおすすめです。

バスはどうでしょう？　バスの中での集団感染の報告が中国からありましたが、結論から言うと近距離バスでは、窓を開けられれば換気は十分です。車中で皆が適切にマスクをして静かにしていればというのが大前提ですが、「通勤電車」のところでお話ししたのと同じく心配はありません。

長距離バスでも基本的に同じです。私の勤務先の職員の話ですが、東北地方でも流行が大きくなっていた時期のこと、帰省時に地震が発生しました。その影響で、新幹線は使えなくなり、仕方なく盛岡から仙台まで長距離バスを使って数時間かけて戻らなければならなくなりました。

補助席を使うほど満席で心配に思っていたところ、乗客全員がしっかりマスクをして、乗車から降りるまでの間、誰一人として一言も喋らなかったそうです。それなら問題はありません。皆が怖いと思っている時は大丈夫です。

窓も開かない密な車内であっても、乗客同士がマスクをしないで大声で会話をするようなことがなければ危険はありません。行動次第で、リスクはかなり抑えられます。

## 車は移動する密室、大勢乗るならマスクは必須

自分一人なのに、運転している人が感染対策でマスクをしているのを見かけますが、あれは必要ないなと思います。ただし、絶対安全と思われる人達以外の複数名で車に乗る際は、気をつけなければいけません。米国からの報告ですが、全長6mの大型バンでドライバーが感染者でマスクを着用せず最後部の乗客が感染した事例がありました。マスクは必須です。その上で、車内の換気が重要です。

カーエアコンには、内気循環と外気導入があります。これを外気導入にしておけば、つねに新鮮な空気が入ってくると同時に、車内の汚れた空気を追い出してくれます。

窓を開けて換気する場合は、右ハンドルの車なら運転席と左後部座席といったように、対角線上にある2カ所を開けると、空気の流れができます。全開ではなく、5㎝ほど開けるのがポイントです。

介護施設を利用する、例えば認知症の症状を持った人達の送迎バスはどうでしょう。

中にはマスクを嫌がる人も少なくないと聞きます。それでもお手上げではいけません。何もしないより、できる限りのことはすべきです。乗車前に口ゆすぎしてもらうとか、緑茶を口ゆすぎを兼ねて飲んでもらうとか、別の方面から考える工夫も大事です。

マスクなしで後部座席に３人乗っているような場合は、信号待ちの間だけ窓を全開にする方法も組み合わせると効果的かもしれません。

車内を、パーティションで仕切るタクシーをよく見かけます。あれは、狭い空間をさらに狭く使っていることになり、空気の流れを遮断しているので、換気を上手に組み合わせないとむしろ危険です。

都市間バスなどで小さな下敷きのようなパーティションで、座席の顔の部分だけを分けたつもりのものをよく見かけますが、エアロゾル感染対策としてはほとんど意味がありません。やっているふりのアリバイ的な対策であり、私はやめてもらいたいと思っています。

営業用、自家用に限らず、車内の空気をオゾンとか二酸化塩素ガスで殺菌していることになっている車もよく見かけます。しかし、オゾンや二酸化塩素ガスが有効に働くためには、ある一定の濃度と適切な湿度が必要であり、換気とはまったく相容れません(87・88ページ参照)。

　換気しながら空間除菌を使うようでは、残念ながら、効果は最初から期待できないことになります。

## まとめ

●きちんとした不織布マスクであれば、一般の人の日常生活なら十分と思われる性能を持っている。
ウレタンマスクは、自分を守るのには効果はほぼゼロ。うつさない効果もほとんど期待できない。

●マスクは密着性が命。
すき間を極力なくして、密着性を高める工夫をすること。

●フェイスシールドやマウスシールドでは何も防げない。
むしろ、リスクが高まることすらある。

●風が吹いていて、人が密になっていない戸外ではマスクは不要。
駅の階段など人混みの中では、マスクをしていても走ってはいけない。

# 第5章

# こうすれば飲食店も営業できる

# 安全な店や施設は
# ウイルスを見て判断する

「手狭な店ですが、安全ですか？」「どうしたら感染リスクを抑えられますか？」といった相談を、よく受けます。

「飲食店」と一口に言っても、店の規模も違えば店内の設備や環境も違います。

「この種類の店はこうしろ」と、十把《じっぱ》ひとからげにして語るべきではなく、一つひとつの店ごとに個別に決めなくてはなりません。

判断の決め手は、「風を読んで、ウイルスを見る」ことです。

感染者がいても、空間のどこにでもウイルスがいるわけではありません。口や鼻から出たエアロゾルが、希釈されながら風の流れに乗って移動します。

どれくらいの量なのか、こっちへ飛んでくるのか、あるいは自分から遠ざかっていくのか。あまり恐れすぎず、冷静な観察で判断することです。とはいえ、判断しろと言われても、なかなか自分では決めづらいでしょう。例を挙げて見ていきましょう。

## 小さなラーメン店や焼き肉店は換気の行き届いた「安全地帯」

屋内の店舗・施設なら、ちゃんと換気をしていれば、ウイルスは空気の流れに乗ってどこかへ飛んでいってくれます。

換気がしっかりされている代表的な場所が、ラーメン店です。客同士の距離が近く飛沫が飛んでいそうな気がするかもしれませんが、私がよく行くようなカウンターと小上がり一つくらいの小さな店は、リスクが少ない「安全地帯」です。

なぜかと言うと、麺《めん》を茹《ゆ》でる湯気や炒め物の油やにおいが店内に充満しないよう、強力に換気をしているからです。換気扇を見て大きなものを使っている店は安心して良いでしょう。客が多くても隣同士でマスクを外して大声で会話しない限り、まずは大丈夫。ドアを開けておくような店なら、さらに安全です。

ところが最近は飲食店に対する新型コロナ対策のガイドラインとして、客とキッチンをビニールカーテンで仕切るように指導されていると聞きました。そうしないと補助の対象から外されるそうです。これはまったく逆の指導です。

焼き肉店はその点、キッチンの換気扇に頼らなくても、客の前に強力な換気装置があり、煙と一緒に周囲の空気を瞬時に吸い込んでくれるので、グリルを囲んだ対面の会食でも安全です。

反対に夜の街によくある、狭くて閉め切った店は危険です。特に地下にある店は要注意です。いくらテーブルの上のアクリル板で直線に近い軌道で飛ぶ飛沫を防いでも、強力な換気設備がない限りエアロゾルはどんどん溜まるだけで外に出ていきません。

アクリル板を置いたからといって、対策をしているという免罪符にはなりません。

また、対座において座る席を正面を避けて斜め向かいにしたとしても、エアロゾルに対しては完全に誤差範囲であり、何ら防御になりません。こうした店はコロナに限らず、他の呼吸器系のウイルス感染症が流行することもあるので、抜本的対策を考えるべきです。

基本的には換気あるのみです。86ページで述べた通り、空間除菌は役に立ちません。

他の唯一の手段は強力な空気清浄機ですが、効果的に使うためには条件があります（84

## アクリル板と感染予防

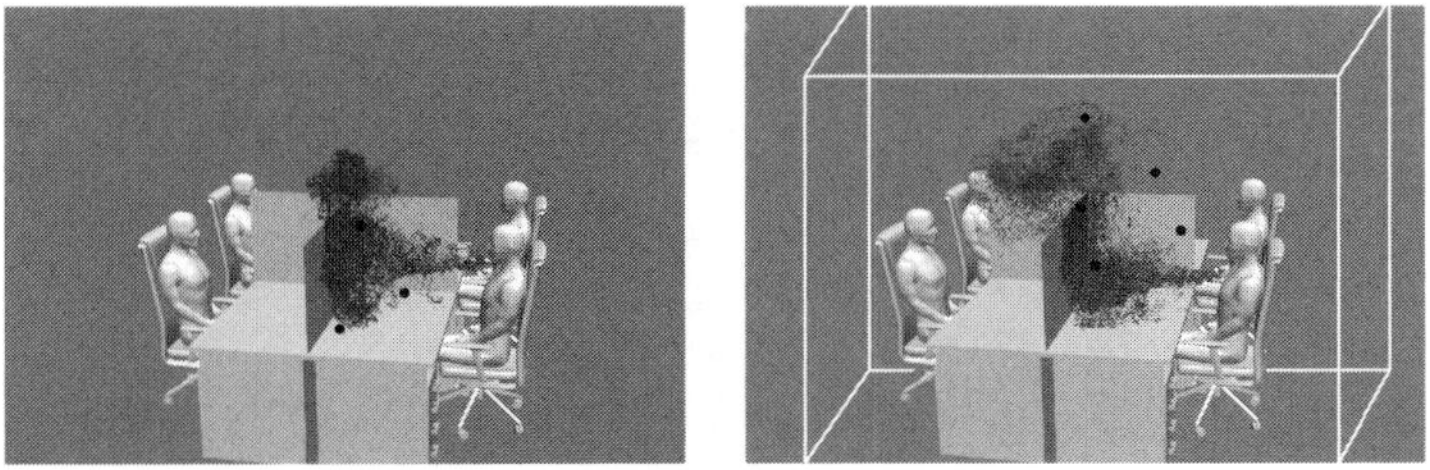

1回だけの咳ならアクリル板がウイルスを防いでくれるかもしれない

狭い閉鎖空間で長時間過ごせば、エアロゾルは室内に飛散し、アクリル板は無意味に等しい

• はウイルスです。富岳の画像を元に一部加工を加えました。
（提供：理研・豊橋技科大、協力：京工繊大・阪大）

## 換気に配慮した店の例

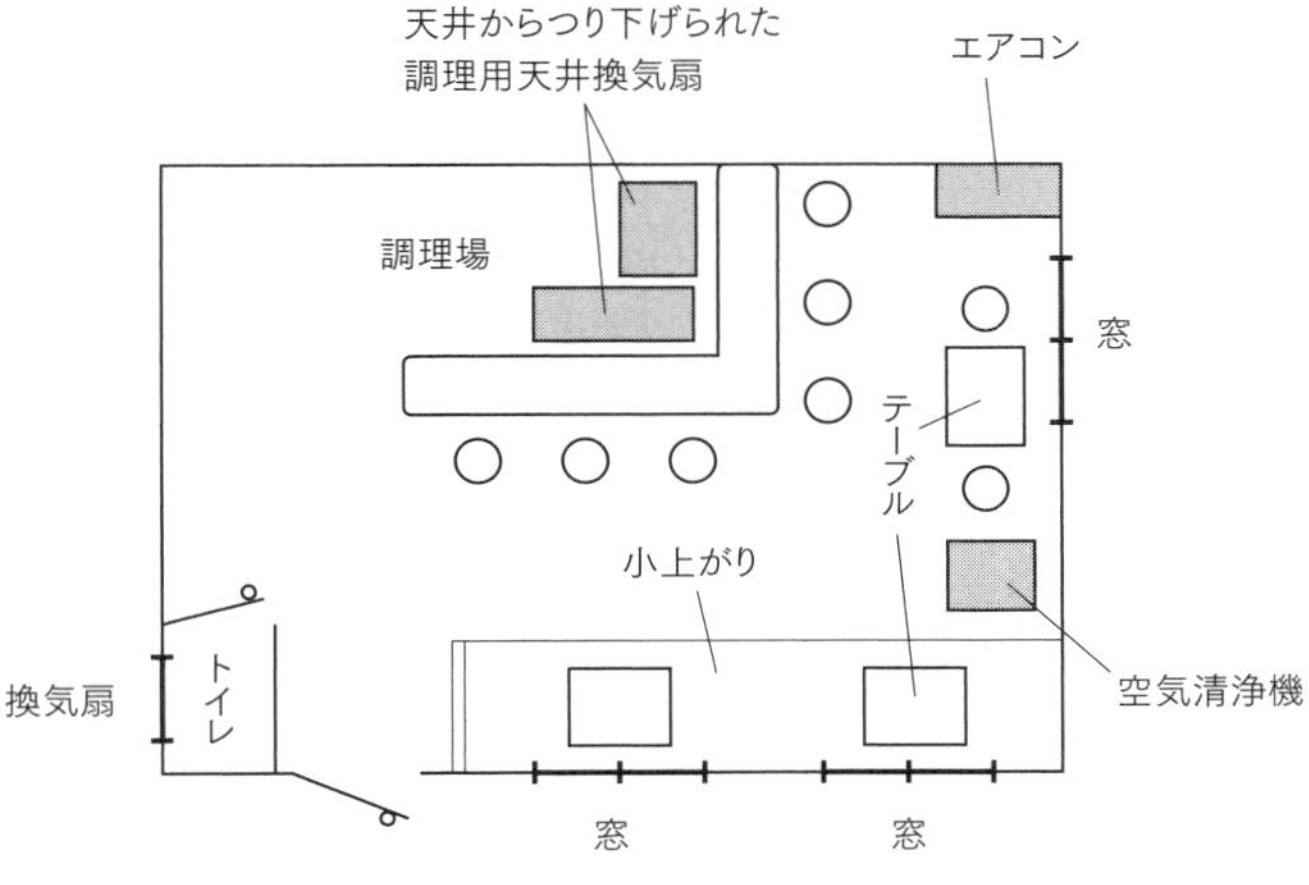

ページ参照）。店全体の空気がいつでもクリーンに保たれるように工夫することで、客足を呼び戻すこともできるでしょう。

少し大きくてテーブル数が多いような店では、可能なら自分で風を読んで席を選び、危険から逃れましょう。もしできないのなら、なるべく短時間で切りあげることです。また、店の中で大きな音量で音楽や番組を流しているようなお店、騒音の大きいお店には注意が必要です。客同士の会話が自然に大声になっていき、それだけリスクは高いと見た方がいいからです。お店側もそういった面にも注意を払うべきです。

店の中で一番安全なのは、空気清浄機の吹き出し口からの風が感じられるような位置、次に小さなラーメン屋さんとかお好み焼き屋さんで、目の前に大型の換気扇がつり下げられているようなカウンター席や、風が感じられる出入り口に近い席。ただし、カウンターと目の前の厨房が仕切られていないことが大前提です。

初めての店に入ったら、まずは換気を確認しましょう。窓からの換気、それがなければ、大型空気清浄機と換気扇を季節に合わせて、風の流れを計算して、上手に組み合わせて使っているか。こういう店ならひとまずは安心でしょう。

## 屋外のバーベキューやビアガーデンでも密にならないように

バーベキューでもクラスターが出たので、「バーベキューが悪い」と犯人扱いされていますが、バーベキューそのものは、まったく悪くありません。普通は戸外は風があるので排出されたエアロゾルは滞留しません。その上、バイキングや大皿料理も含めて、食べ物から感染した可能性はまずありません。

ただし、お酒を飲んだりして人との距離が近づいた状態でマスクを外して騒ぎ続ければ、たとえ屋外でも、密になった人の輪にエアロゾルが溜まる状態ができ、感染のリスクが生じます。これは何も、変異株を持ち出してきて言うことではありません。

屋外のビアガーデンも同じこと。限られた空間に、一人でも多くの人に入ってもらうことが大切だった時代はもう終わりました。これからはゆったりと余裕を持った席の配置で、風がよく通る店が受け入れられるはずです。

経営者は、風通しの良さを意識して営業しましょう。

# バイキングも大皿料理も、食べ物に罪はない

私は、バイキングや大皿料理の危険性を訊《たず》ねられたら、「全然問題ない！」と答えます。

少なくとも、食べ物がウイルスで汚染され、それを食べたことによって感染が広がったという事例はありません。

ノロウイルスならありますが、そういった感染の広がり方は、新型コロナではしないでしょう。ＳＡＲＳやＭＥＲＳでも、食べ物から感染が広がりクラスターが発生した例はありません。

もっとも、食べ物から感染する可能性がゼロかというと、それはまだ分かっていないとしか言えません。実際に食べ物にウイルスを混ぜ、それを食べて感染するかどうかを、ボランティアの体で実験してみないことには明らかにできないのです。

実生活では、この食べ物を食べたからだと原因を特定するのは大変難しいはずです。それでも例えば咀嚼《そしゃく》から胃の中に入るまでの時間や、咀嚼による感染阻害などウイルス学者として論理的に考えた場合、私はやはり気の遠くなるような、ものすごい量の生きたウイルスが食べ物の中に混ぜられていない限り「No problem!（問題なし）」と言いたいのです。

食べ物そのものよりも明らかに問題なのは、何よりも、人の密です。バイキングや大皿料理を食べる時は、人が1カ所にごちゃっと集まった状態ができますよね。

そうなるとエアロゾルが溜まり、リスクが高くなります。リスクを避けるための工夫・店側の対策次第で、営業も十分可能なはずです。

# トングから感染することはない

バイキングの話が出ると、「トングは大丈夫か?」ということになりますが、新型コロナウイルスに関して言えば、トングから感染することは考えなくて良いでしょう。トングを介した感染の可能性はよく言われていますが、実は想像の世界の話だけです。実際にその証明はありません。

それなのに、トングで好きな物をプレートに取っていくという、今はそんなささやかな自由さえも奪われています。あるいは、トングはあっても、それを使うのに無粋な手袋の装着を強制されるということが、あちこちで起きています。

街の多くのパン店でトングを使わせないようになってきていて、商品の一つひとつが袋詰めにされていたりします。そんなことまでしなくてもと思います。普段から使用済みのトングを清潔にしているなら、それで十分です。

もし、クレームを恐れて、科学的に必要とされる以上のことをしているとしたら、それは過剰な忖度《そんたく》です。

そうしたことをどこからかの強制ではないにしろ、結果として業界全体が横並びでやっているとしたら、それも一種の同調圧力の産物かもしれません。世の中を窮屈にする動きに加担していると言わざるを得ません。

素手でトングを使ってプレートに取っていく。そんなありふれたところから、日常を取り戻していきませんか。

# スタジアムや野外音楽フェスでは、屋外でも密集注意

屋外スタジアムでの、スポーツ観戦はどうでしょうか。

風が吹いているので、誰かが咳などで出したエアロゾルも時間とともに拡散して無限大に希釈されていきます。

問題は、前後左右に人が連なっている点です。その状態で、風が弱まった場合に、隣や後ろの席の人がウイルスを排出していたらどうなるかを考えます。まず、効いてくるのが周囲の人との距離です。今はそうした場面でも、ユニバーサルマスキングができているはずです。その状態ならほとんど気にすることはないでしょう。よく2ｍなどと言われますが大げさすぎます。50㎝もあれば十分です。

一方、野外音楽フェスは、スタジアムでの観戦よりもずっとリスクがあります。クラシックコンサートのように観客が全員、きちんとしたマスクをして、なおかつおとなしく音楽を聴いているだけならまったく問題ありません。

しかし、ロックコンサートやアイドルのコンサートでは、お互いがすごく近い距離にいて、歓声はあげるし、おまけに跳《は》ね回るし、すごい熱気ですよね。マスクをしていても、それが若い人達がよく使っているウレタンマスクなら何も対策していないのと同じですし、不織布マスクを着けていたとしても、動き続ければ息が上がるし、マスクもずれます。

ずれたら着け直せばいいのですが、多分盛り上がって興奮している人達には、もうそんなことはどうでも良くなっています。

ただし、リスクの程度は、その時の風の強さに大きく依存します。野外フェスを運営する側としては、たとえ屋外であっても、風が弱い時のことを前提に、空気が外に抜けるように大きな送風機をつけるなどの工夫をすべきです。

大きな流行が起きている時はイベント自体が中止かもしれませんが、それほどでもない時期なら、集客数が減ってしまいますがそれは仕方ないこととして、スタジアムでのスポーツ観戦の場合以上に、前後左右の席を空けるなどして、少しでもリスクを減らす工夫をした上でなら野外音楽フェスの開催も可能です。

# 歯科医院や美容室・理容店は、プラスαの対策を

非常に近距離で、次々と人と接する歯科医院や美容室・理容店の方々は、感染を心配されているでしょう。

しかし、歯科医院でクラスターが発生した例を私はまだ聞いたことがありません。患者からのリスクの低減については、治療前のうがい・口ゆすぎが行われていることが効いているのかもしれません。

予約制が浸透して、昔のように待合室が人で溢《あふ》れるような状況がなくなったこともあるかもしれません。それに待合室で大騒ぎする人はまずいません。皆おとなしく座っているだけです。しかしやはり、患者も診療側も、マスクをつけているユニバーサルマスキングが徹底されていることが大きいと思われます。

歯科医師が患者から感染することを心配しているなら、治療前に患者にヨード液やうがい液で口をゆすいでもらい、その後、いつものように治療の合間に頻繁にうがい・口

ゆすぎをしてもらえば、たとえ相手が感染者であっても感染するリスクはかなり軽減できます。

一方、歯科医師からの患者への感染は、歯科医師がマスクをすることで防げます。新型コロナが問題になる前から、歯科医師は治療の際には必ずマスクをしています。治療を受ける側が過剰に恐れることはありません。

美容室・理容店の場合、店の従業員の側に感染者がいた時のことを考え、近距離での接客中に、客にうつさないための対策をとっておく必要があります。これはマスクで十分です。

新型コロナに感染した、アメリカの美容師の実話があります。百数十人もの客に対応していたものの、施術中はマスクをしていて客には１人も感染させなかったのに、家に帰ってマスクを外して過ごしパートナーにはすぐにうつしたのでした。

もちろん、客の方からうつされるリスクも考えねばなりません。客は待っている間はマスクをしていても、髪や顔の手入れをされている時は、マスクを外す場合が多いからです。でも、そこで大声で騒ぐ客はいません。

静かに息をしているだけ、あるいは気持ちよく寝息を立てているだけなら、たとえ感染していても排出するウイルスはごくわずかです。店の換気に気を遣《つか》うといったことで十分です。大勢のスタッフのいる美容室や理容店では、「換気しています！」というフレーズはこれからの宣伝文句となるはずです。

講演で理容店の組合の方から、お客さんから感染しないための対策を相談されたことがあります。その時私は、「濃い目の緑茶を出してはどうか」と提案をしました。

本当は歯科医院のようにヨード剤のうがい液でうがいをしてもらうのが一番だと思ったのですが、そうもいきません。また、それがたとえ水でも「うがい」は、吐き出すことを考えねばならず、設備の整っている歯科医院とは違い、難しいでしょう。それならいっそのこと、飲み込める緑茶が良いだろうという発想です。

私は論文にしていますが、緑茶にはコロナウイルスを殺す力があります（他の研究者の論文では紅茶も良いようです）。おもてなしの心で、緑茶を差し出し、順番を待っている間ゆっくり時間をかけて飲んでもらうのです。ヨード液ほどは強くはありませんので、劇的な効果は望めませんが、やらないよりはずっとましです。

# レジでのお金の受け渡しに感染リスクはない

街中や店でのムダな新型コロナ対策は、例を挙げればきりがありません。それらは一見なんとなく合理的なようですが、常識を働かせて考えれば、変であることがよく分かります。

例えばスーパーやコンビニのレジでは、店員がゴム手袋をしていますよね。いろいろな相手からお金を受け取る店員を守ろうとしているのかもしれませんが、ゴム手袋は洗わないせいか見るからに汚れていて、あれこそ汚い。かえって客の商品を汚すだけです。

トレーの上でしかお金のやりとりをしないというのもよく見るパターンですが、そもそも、お金に感染を引き起こす量の生きたウイルスがいるとは考えづらいのです。実験室レベルでは可能でも、実社会とは大きく乖離《かいり》していて、論理的に飛躍があります。

まずどうやったらお金を大量のウイルスで汚染することができるのか、という疑問があります。実社会の場で、本当にウイルスがいることを確かめた人はいません。このことは英国銀行もコメントしていることです。それなのに、我が国の感染対策を引っ張る立場の政治家が、あいまいな知識や情報で国民をミスリードしています。そして実験上も物の表面では、少量のウイルスは長く生きられないのです。

お金はウイルスまみれだから、現金を使わずクレジットカードやキャッシュレス決済を使えとも言われています。また、店員が直接カードに触れないように工夫していますが、実は感染防止に関してはたいして意味がありません。くだんの政治家には経済の面から、キャッシュレス化を推《お》し進めたいという別の意図がありそうだと勘ぐってしまいます。

また、意味のないソーシャルディスタンシングもあります。

例えば駅のベンチです。1人おきに座るよう×印がつけてあります。鉄道会社が感染防止に力を入れて、社会貢献しているつもりでしょうか。そんなの勝手でしょ、余計なお世話だと言いたい。一緒に暮らす夫婦でも離れて座れと言うのは、馬鹿げています。体の不自由な人、疲れている人など座りたい人は座れば良いのです。

並んで座るのが嫌なら、どちらかが座らなければいいだけ。強制や指導をされるものではありません。後は個人の判断です。スーパーやショッピングモールのフードコートの変な着座制限も、皆同じです。

# 無意味なアルコール消毒

新型コロナはおもに空気感染だと知れば、ムダな対策が続々と見えてきます。

その代表格が、身のまわりのもののアルコール消毒です。今ではほとんどのスーパーやデパート、金融機関などの入り口にある、手のアルコール消毒を強制する関所もそうです。

トータルにはそれなりの額のコストがかかっていると思われますが、単なるアリバイ作りで、感染コントロールにほとんど役立っていません。一般の人の通常の生活では必要ありません。飲食店でも不要です。テーブルはもちろんのこと、椅子はなおさらです。

不要なことをきまじめにやっている（やらされている）店の人達を見るにつけ、かわいそうになってきます。くり返しますが、私たちの環境中に生きたウイルスはそんなにいません。

ここで、アルコール消毒の基本について考えてみましょう。

アルコール消毒は、消毒するものに汚れがついていると効果がありません。

テーブルでも手でも、表面についた泥・ホコリなどの汚れをまず落とさないと、それに消費されるだけ。肝心の消毒効果は得られず、アルコールのムダ使いになるだけなのです。

アルコール除菌シートで拭《ふ》いて、消毒した気になっているかもしれませんが、1枚のシートで大きな面積を拭いていると、だんだんアルコール濃度が薄まっていきます。同時に汚れも一緒に巻き込んで、最後の方は消毒効果などないのです。

本当にアルコールの効果を発揮させようと思ったら、消毒の前に、まず手を石けんで洗ったり、机をきれいな雑巾《ぞうきん》で拭いたりする必要があります。

逆に、手洗いや机の水拭きさえすれば（その水に洗剤が入っていればなお良い）、アルコール消毒などしなくてもいいのです。もともと少ないウイルスを、洗い流したり拭き取ったりしてしまえば、ほとんど残りません。

## これはやりすぎ！
## 高齢者施設や介護現場の行動制限

高齢者施設や介護の現場で、職員に対して感染防止の名目の下に、やりすぎとしか言えない制限が設けられていることがあります。

例えば、介護職員の県外への移動制限。県外へ出た職員に、戻ってから1週間の自宅待機を強《し》いる措置が取られることがあるそうです。身内の葬儀にすら自由に行けない、という話も聞きます。でもそれは、本人が決めることで誰かが強制するようなことではありません。

そもそも、県外って何でしょう？

県境を少しでも越えたらダメなのか。患者がたいして出ていないような県も、十把《じっぱ》ひとからげで同じ扱いなのか。東京に行ったら隔離《かくり》なのか。

完全にゼロリスクを求める罠《わな》に陥っています。万が一という安全策のとりすぎです。

待機させられる職員の方はまだましな方です。受益者（介護を受ける側）に対し、大きな犠牲を強いています。

行った先で大宴会でもしたというのなら問題ですが、そうでなければ、頻繁《ひんぱん》に体温をチェックし、また何らかの症状が出ないか注意し、きちんとマスクをして危うい行動を慎めば、十分、通常業務ができます。

また、在宅医療や在宅介護の現場で、介護を受けている人がいる家庭に県外から来客があった場合、一定期間、医師やヘルパーが被介護者の家を訪問しないということをやっている例も耳にします。これは完全に、職員の意識だけの問題です。

部屋を換気の良い状態にしてもらい、お互いにマスクをすればいい。それでも心配なら、訪問現場での介護の間だけ、サージカルマスクをより高性能なN95マスク（１２９ページ参照）に替えればいいだけの話です。

# 露天風呂や温泉は換気の優等生

露天風呂は屋外にあるので、絶えず風が吹いています。人気の遊園地のプールのように、よほどギュウギュウ詰めなら危険ですが、皆が裸の露天風呂でそんなことはまずないでしょう。

また、屋内にある温泉でも、ラーメン店と同じで、何もしないと湯気が充満してしまうので、頑張って換気をしています。

会話時にマスクがいるかどうかですが、家族同士なら温泉に入りながら会話しても問題ないし、見ず知らずの人と裸の状態で至近距離で話すようなことも普通はないでしょう。

心配があるとしたら脱衣所です。人が少なければ問題ないのですが、混雑した脱衣所の場合は、リスクがあります。その時は人数制限をすることです。ただ脱衣所も、換気には大いに注意した作りになっているのが普通です。そうでないとたいていどこにでも置いてある鏡が曇ります。

脱衣所で騒ぎ立てる人は子どもがはしゃぐ以外、常識的にはいないと思われます。脱衣所に長居する人もいないと思われますが、一応、休憩は脱衣所の外でしてもらいましょう。

## まとめ

- 何より換気が大事。
- 適正規模の換気扇や空気清浄機を、風の流れを計算して上手に組み合わせて使っているような店なら安心。
- バイキングや大皿料理は問題ない。食べ物から新型コロナウイルスは感染しない。
- レジのお金の受け渡しに感染リスクはない。実生活で物の表面には、生きたウイルスはいない。
- 多くの店や金融機関などの入り口にある、手のアルコール消毒は無意味。テーブルのアルコール消毒も、汚れがついていたら効果はない。最初からアルコールなしの水拭きで十分。

第6章

# ウイルスと細菌は違います

## ウイルスは宿主となる細胞の中でしか増えない

本当にやるべき新型コロナへの対策を知り実行するために、まずウイルスの基本を勉強しましょう。

感染症を引き起こす病原体には、細菌、ウイルス、真菌、寄生虫などがあります。これらがヒトの体の中に入り込んで増殖することが「感染」です。中でもウイルスと細菌はよく混同されてしまいます。ウイルスを除去することを「除菌」と言う人がいますが、細菌とウイルスとは別物です。

細菌は一つの細胞からなる生き物で、それ単体で生きて、増えていくことができますが、細胞の中に入ることはほとんどありません。

これに対してウイルスは、細胞ではなくおもに遺伝子とそれを包む構造物でできています。自分だけで増えることができず、生き物の細胞に入り込んで、その仕組みを利用して増えます。

**細菌とウイルスの違い**

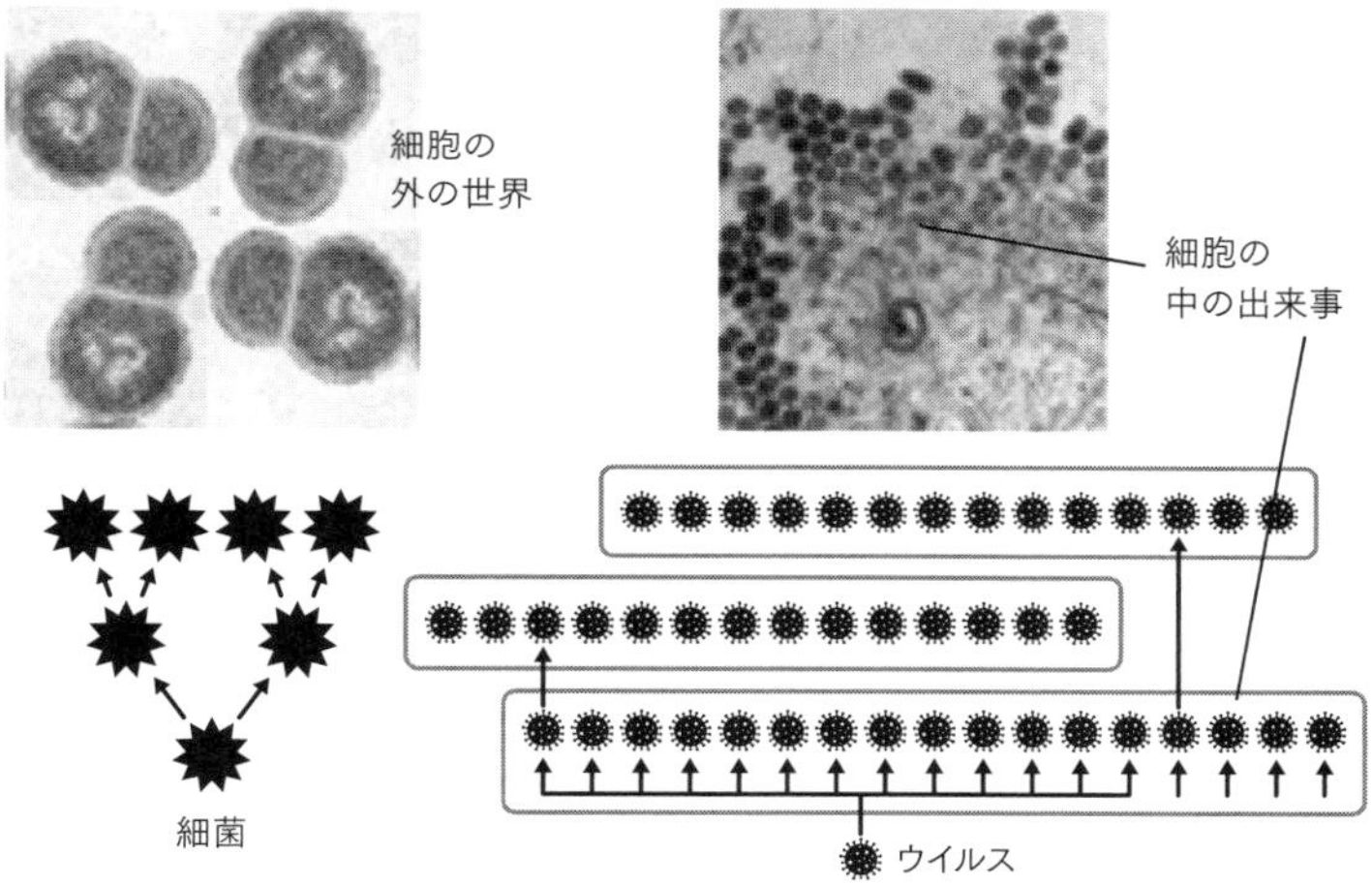


細菌や細胞には「生・死」がありますが、ウイルスは生物と非生物の間のような存在ですから、専門的には「生・死」とは言わず、「活性化がある・不活性化する」と言います。本書では便宜上「生きている」「死んでいる」という言葉を使ってきました。

もう一つの大きな違いは、両者の増え方です。

細菌は条件が整うと、細胞分裂によって1個が2個に分かれ、またそれぞれが2個ずつに分かれて4個になる、といった具合に一定周期で倍、倍に増殖していきます。

これに対してウイルスは分裂するのではなく、侵入した細胞の中で自分のコピーを作ります。コピー機（ただし一枚一枚排出するのではなく、一度にたくさんのコピーができる夢のようなコピー機です）で書類をコピーするように、一気にわんさか作ることができます。

新たに作られたウイルスも、別の細胞に移ってまた自分のコピーをわんさか作ります。かくして、細菌に比べて爆発的なスピードで増殖します。

さらにもう一つ大きな違いが、増える場所です。細菌は栄養や温度などの条件さえ整えば、たいていどこでも増えることができますが、ウイルスはどのようなウイルスであっても、宿主となる細胞の中でしか増えることができません。細胞の外へ出ると、しばらくの間は「生きて」いますが、時間の経過とともに「死んで」いきます。

「ウイルスは細胞の中でしか増えることができない」という点は、新型コロナに対してやるべき対策とそうでない対策を判断する上で、とてもとても重要な事実です。

飛沫や、飛沫が空中に浮いたエアロゾルの中に含まれるウイルスや、水中を漂《ただよ》う、あるいは環境にある物の表面についたウイルスは、細胞から出てきたばかりでまだ生きているウイルスだけではありません。中には、細胞から死産したような不完全な粒子として出てくるウイルスや、細胞外へ出てすぐに、あるいは時間が経つにつれて死んでしまったウイルスが混在していることも忘れないでください。

新型コロナウイルスの存在は、PCR検査で調べることができます。ただし分かるのは「検体を採取した時点でウイルスの遺伝子がそこにあったのかどうか」ということだけ。PCR陽性だったとしても、引っかかったそのウイルスが生きているのか死んでいるのかまでは判定できません。これも大変重要な事実です。

心配する人が多い便による感染についても、ドイツの研究者の論文では、「数十人の軽症から中等症の入院患者の便のウイルスをPCR検査で調べた結果、ウイルス遺伝子は長期間にわたって検出はできたものの、生きたウイルスは確認できなかった」とされています。ただし新型コロナの症状として下痢がありますが、「下痢で出る便の中から生きたウイルスを検出した」とする論文もあります。

それでも生きているウイルスは量的に少なく、便からの感染の危険性があったとしても、ノロウイルスほどではないでしょう。

トイレの床や便座などに、たくさん生きたウイルスがいたとか、排泄物を介して感染したという報告を私はまだ見たことがありません。新型コロナだからといって、特別視する必要はありません。

# ウイルス感染が起きる仕組み

ウイルスの構造

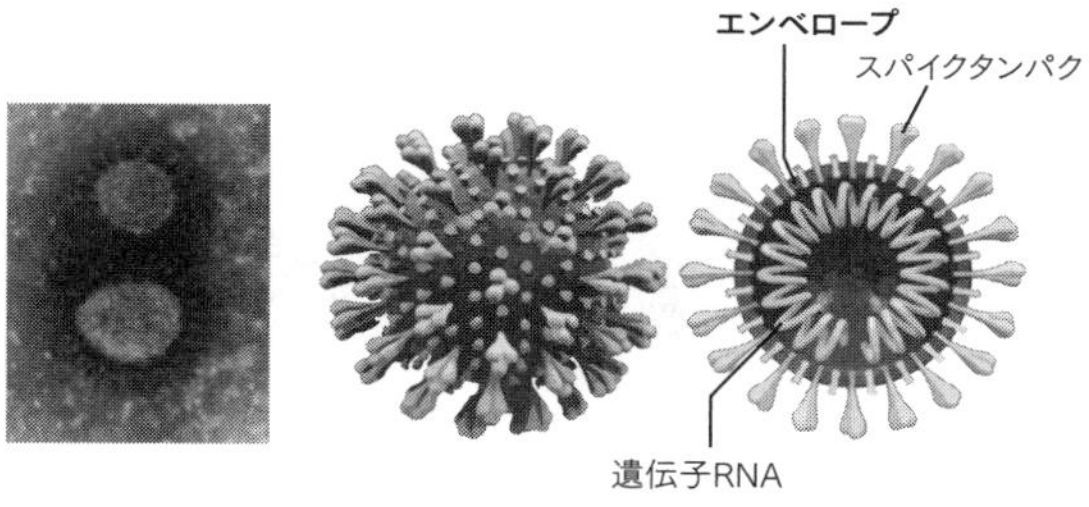


まずは基本構造から。新型コロナウイルスがどのような仕組みで、私達の体のどこに感染するかを確認しましょう。

新型コロナウイルスは、直径が約1／10000㎜ほどの球状の粒子です。その表面には、「スパイク」と呼ばれるタンパク質でできたトゲがあります。電子顕微鏡で拡大して観察するとその姿が王冠（コロナ）のように見えることが、コロナウイルスの名の由来です。

スパイクは、スパイクシューズのスパイクと同じ、「飛び出た棘《とげ》」を意味します。

ウイルスの球の形は「エンベロープ」（何やら偉そう

**ウイルスの感染力をなくす**

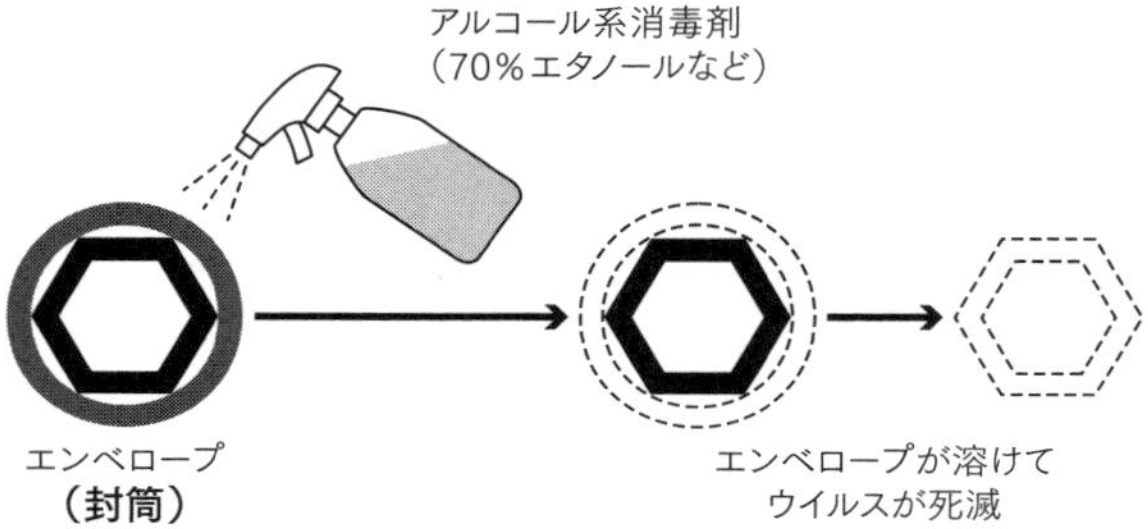


に聞こえますが、何のことはない「封筒」の意味）と呼ばれる脂質二重層、つまり脂の膜（封筒のような入れ物）によって保たれています。そしてこの封筒の中にウイルスの遺伝情報が記録された「ＲＮＡ遺伝子」が入っています。自分のコピーを細胞の中でわんさか作る時の設計図が、ＲＮＡ遺伝子です。

　この封筒は脂でできているので、アルコールや石けんで溶かすことができます。あちこちで感染予防として行われているアルコール消毒は、ＲＮＡを包む封筒が、溶けてバラバラになることを期待しているのです。エンベロープを壊すだけで、ウイルスは失活します（活性を失う）。つまり感染力を失います。

　次に感染を受ける側の方を考えてみます。その前に、まずは、あらためて体の構造を考えることから始めてみ

### ヒトの体の構造

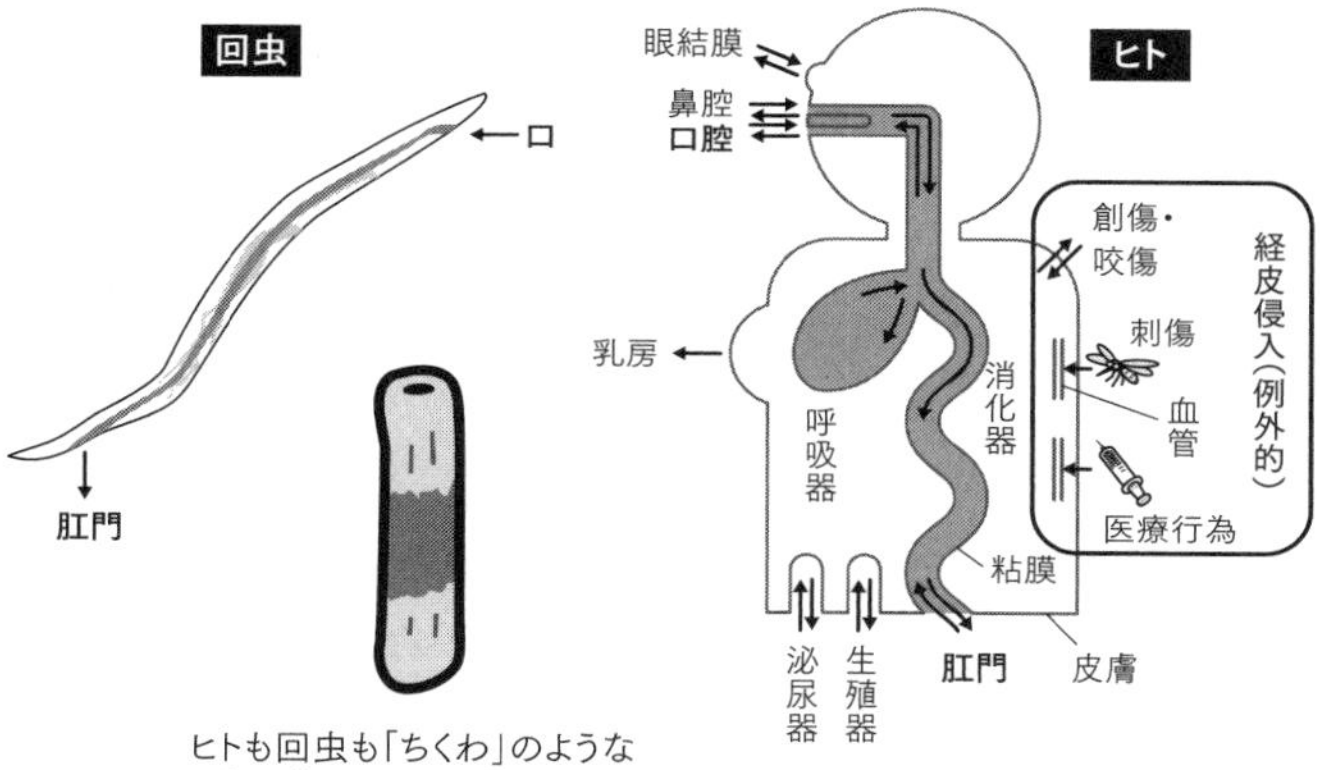


ヒトも回虫も「ちくわ」のような
1本の筒で、口から入れて肛門
から出すシンプルな構造

ましょう。「人間は考える葦《あし》である」というのはパスカルの有名な言葉ですが、私に言わせれば「考えるちくわ」です。

　高度な生命体と言っても、基本構造は回虫などの原始的な生物とたいして変わらない1本の筒で、口から物を入れ肛門から出すという実にシンプルな構造です。

　感染症は、虫に刺されるなどして皮膚から感染するものも例外的にありますが、基本的にこの筒の中＝ちくわの輪の内側で起きます。

　筒の中のどの部分で感染するかは、ウイルスによって異なり、新型コロナウイルスのような呼吸器系ウイルスの場合は、

**気道からウイルスが液滴となって出ていく**

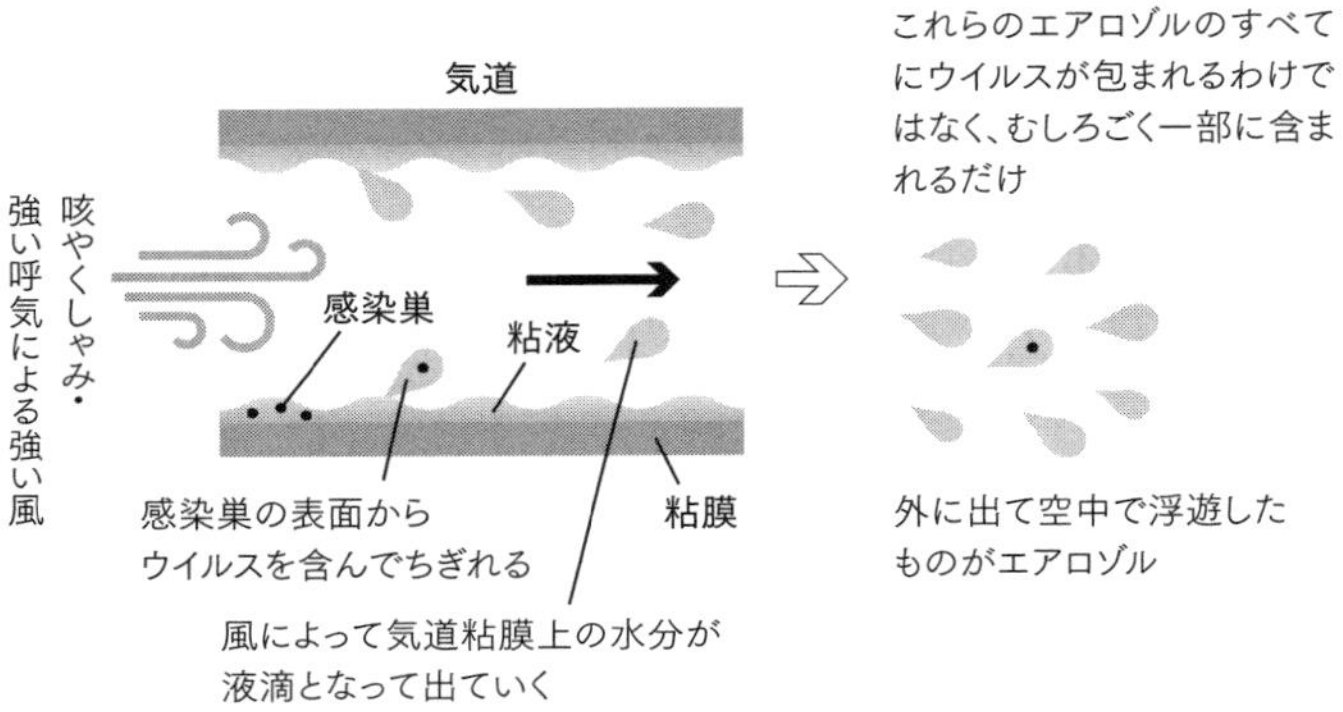


おもにヒトの呼吸器粘膜で増殖します。呼吸器とは、上気道（鼻腔・咽頭・喉頭）と下気道（気管・気管支・肺）のことです。

　これらの気道で増殖したウイルスが、咳やくしゃみ、あるいは強い呼気などによって体の外に排出され、それを他の人が吸い込むことによって、新たな感染が起こります。

　例外的にたまたま目の粘膜に付着したウイルスが、そこで感染巣を作って結膜炎を起こすことはあります。

# 新型コロナはインフルエンザと何が違うの？

私はこれまで約35年間、おもにインフルエンザの研究を行ってきました。

１９９４年から2年間、米国ジョージア州アトランタにあるＣＤＣ（Centers for Disease Control and Prevention）のインフルエンザ部門で研究をし、帰国後は国立感染症研究所でインフルエンザウイルス研究室の主任研究員をしていました。その後仙台に移って、２００４年のＳＡＲＳのパンデミックの時は台湾での流行と対策の様子を実際に見てきています。

今回の新型コロナについては、２０１９年の年末には世界中の感染症情報が得られるProMEDというサイトで見ていました。感染症の世界では有名なネットワークで、多くの研究者が見ています。中国でまたおかしな肺炎が広がっているという情報を知り、２００４年のことを思い出し、不穏な嫌な予感がしたのを覚えています。

まずインフルエンザについて言うと、風邪の重いものだと思われがちですが、そうではなく、れっきとした呼吸器ウイルス感染症です。あまり注目を浴びることはありませんが、国内でも毎年冬になると多くの人が亡くなっています。いわゆる季節性インフルエンザですが、それよりももっとやっかいなインフルエンザがこれまでの歴史で流行しています。

１９１８年のスペイン・インフルエンザ（スペイン風邪）をはじめ、１００年に3回ほどの頻度で新型インフルエンザウイルスの登場によるパンデミックが起き、非常に多くの犠牲者を出し、その後それらは季節性のインフルエンザとなって次の新型が登場するまで、比較的おとなしい流行を毎年くり返していました。

新型コロナウイルスは、インフルエンザウイルスと共通点が多いウイルスです。どちらもまずは鼻や喉でウイルスが増えるため体外に出やすく、また、空気を介してのエアロゾルがおもな感染ルートであるため、感染が容易に広がりやすいのです。

一方で新型コロナには、インフルエンザと比べて実にやっかいな特徴があります。感染者によっては症状が出る前にすでに感染力を持っているため、ウイルスを排出しながら動けてしまうケースもある点です。しかも、今のところ（2021年5月）ワクチンはまだ行き渡っていない上、流行規模も世界中でそれほど大きい方ではありません。

つまり感染して抗体を持っている人が少なく、免疫を持っていない人の方が多い。そしてそういう人達は少量のウイルスでも感染します。季節性インフルエンザなら、子ども達以外は多くの人がある程度の免疫を持っているので、パンデミックのようなことは起きませんが、同じインフルエンザでも、「新型」と呼ばれる新しい亜型が出現して流行し始めると同様の拡大が起こります。

今回の新型コロナは、日本でも大流行したように錯覚している向きも多いですが、そうではありません。日本ではよく抑えられていると言って良いのです。他の国と比べてもそうですが、毎年のインフルエンザと比べてみれば、もっとよく分かるはずです。

先述しましたが、感染拡大初期の頃、ＰＣＲ検査の数を抑えたことが結果的に功を奏しました。感染拡大を抑えきれず、流行規模がインフルエンザ並みに大きかったら、去年の死者数は間違いなくもっともっと跳ね上がっていたはずです。

# 冬が要注意なのは粒子が小さく鼻から肺に入りやすいため

新型コロナは空気感染するため、夏に比べて生活環境がずっと乾燥している冬を中心とした時期の方が効率の良い伝搬《でんぱん》がしやすいです。また乾燥によるエアロゾル粒子の小型化と、小型化により下気道へ直接吸い込みやすくなることから、冬は重症化も起きやすいだろうと予想していました。２０２０年秋〜２０２１年春の感染者数や重症者数の推移は、予想した通りでした。

くり返しますが、冬にリスクが高まるのは、ウイルスが活発になるからなど、ウイルス自体が変わるからではありません。空気の流れに乗ってウイルスを運ぶエアロゾル粒子の挙動が、夏とは変わるからです。

体内から外に出た小さな液滴、飛沫粒子がエアロゾルとして空中を漂《ただよ》う間に乾燥していき小さくなっていくことは、すでに述べた通りです。冬は夏に比べて湿度が低いため、飛沫粒子が乾燥しやすくなり、小さな粒子として空中に漂う時間が長くなります。

またエアロゾル粒子はその大きさによって、人が吸い込んだ時、どの部分にまで到達するかが変わります。大きい粒子なら、鼻や喉など上気道で止まります。そうなると鼻風邪程度の症状で済むことが多く、中には無症状の人もいます。それが夏の感染の特徴です。

反対に小さな粒子は、吸った息と一緒に下手をすると肺の奥まで入っていきます。奥まで入ることで、無症状から急激に肺炎を発症することもあり得ます。

冬はその原因となる、小さなエアロゾル粒子が作られやすいのです。冬の感染の留意すべき特徴です。

冬に感染者数や重症者数が増えるのは、季節性インフルエンザも同じです。２００９年の新型インフルエンザでは、日本で最初に流行した夏は重症化を低く抑えられましたが、やはり冬の流行では、重症者の比率が上がりました。

重症化でもう一つ気をつけなければいけないのは、高齢者です。高齢者が重症化しやすい理由には、自然免疫が低下していることの他に、私は誤嚥《ごえん》があると考えています。

食事中にむせるような、本人が自覚できるものだけでなく、寝ている間に自然に唾液《だえき》が気道に流れてしまうこともあります。

その際に、上気道についていたウイルスが、肺へと運ばれてしまう可能性があります。誤嚥は季節に関係なく起こります。

若者に感染者が多かった昨年の夏の流行でも軽症者が多い中、高齢者に多くの重症者が出ていたのは私は誤嚥が原因だったと考えています。

# 日本の感染者数が、それでも少ない理由

新型コロナが流行して1年半、日本の中だけを見ていると、例えば東京・大阪などでは、かなりの大きな流行が起きていたように思ってしまいますが、世界的に見れば日本の感染者数は欧米各国やブラジル、インドなどと比べたら本当に少ないのです。ケタ違いと言って良いほどです。いったい何が違うのでしょうか。

感染症がどれくらい広がるかは、次ページの図のような要因で決まります。

「宿主」であるヒトの状態は、国や人種によって違います。ただ、感受性や免疫が生物学的観点でどれほど違い、日本人が他の国の人々と比べてどの程度感染しやすい、しにくいかといった比較は、簡単ではありません。これまでのさまざまな感染症の先例から考えて多分、ヒトという生き物の中で人種による違いはそれほどないと考えていいでしょう。

**感染症の三角形**

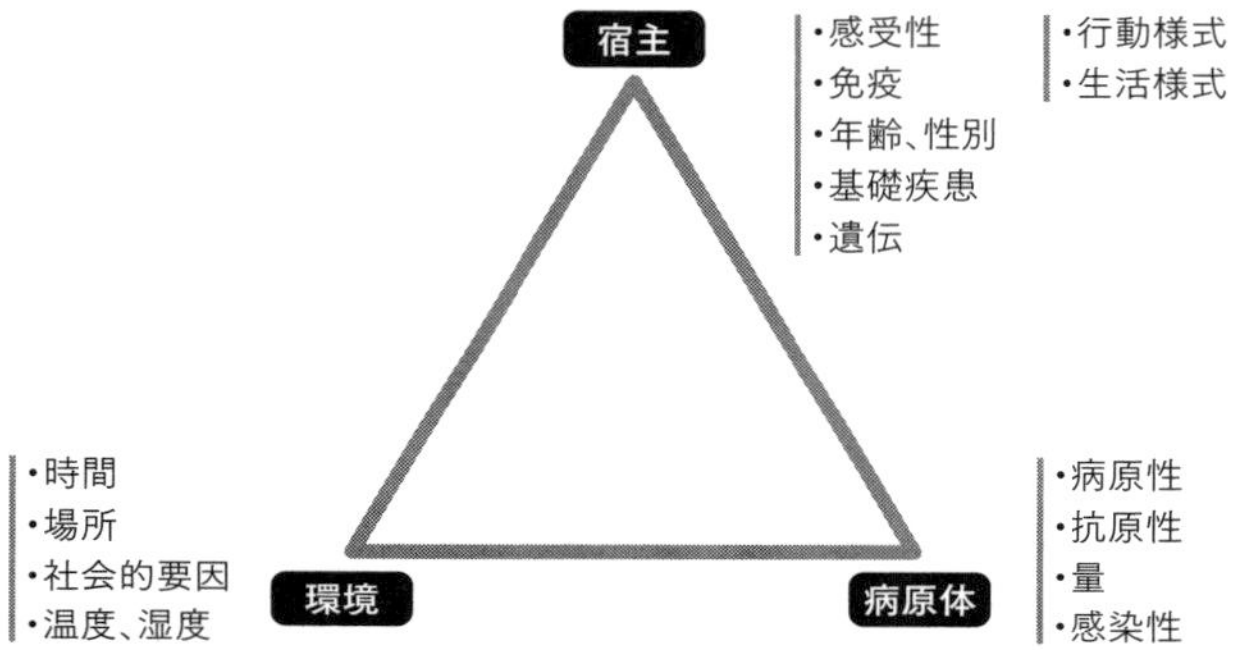


「病原体」（ウイルス）の性質も、これまでのところ日本と海外で違いはありません。今、変異株の出現も取り沙汰されているものの、少なくとも昨年の時点ではどの国でも同じようなウイルスが流行していました。

　ではウイルスにとって、良い環境と悪い環境があるのでしょうか？

　宿主が暮らす「環境」には、自然環境と生活環境があります。温度や湿度といった自然環境は、生活環境に影響があるかもしれません。ただこれら二つは完璧に分けて考えるものではなく、前者は後者に影響します。

　インフルエンザは日本では冬に大きな流行をしますが、感染しにくいと思われる常夏《とこなつ》の国々でも、生活環境が3密なら感染リスクは高くな

**世界の感染者数の推移（百万人につき隔週）**

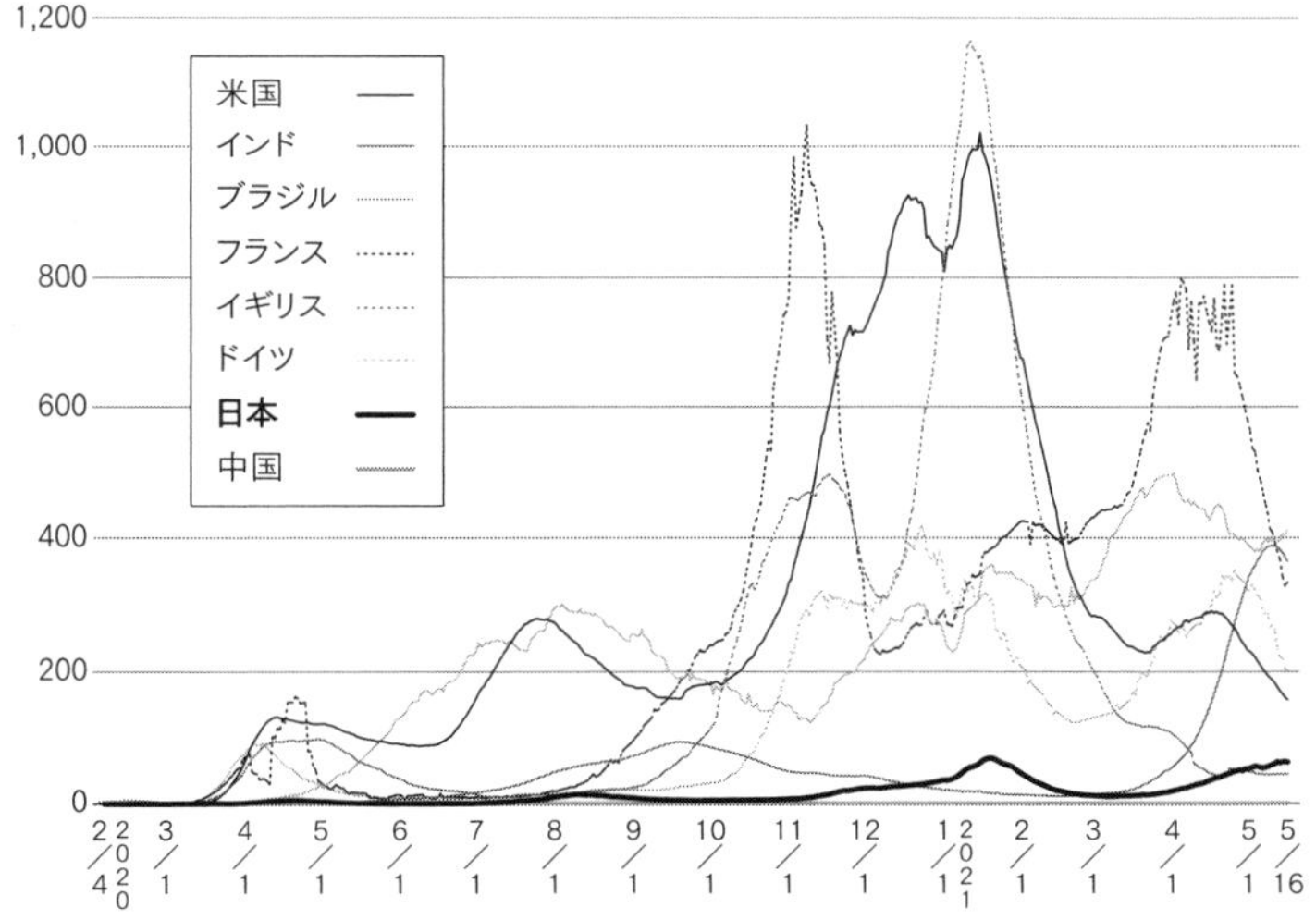


出所：Our World in Data

り、事実、感染伝搬は起きています。

　ちなみにアメリカやシンガポールでは、富裕層は広くてソーシャルディスタンシングが可能な生活環境にいて比較的低く感染を抑えていますが、狭い住宅にひしめいて暮らしているような貧困層では感染が広がっています（こうした内情をふまえず「アメリカでは」「アジアは」と、国・地域をひとくくりにして語るのは危険です）。

　日本も住宅環境が狭く密である家庭が多い点では、似たり寄ったりです。

そうなると残る要因は、行動様式や生活様式です。

これには食習慣や人と人との関わり方などがありますが、私は欧米やブラジルでは「ハグ」に代表される、人と人がコミュニケーションする際の距離感の影響が大きいと考えています。

私も米国CDCにいた頃に経験しましたが、ハグをする時は男女を問わず、抱き合って人によっては頬ずりしたり頬にキスしたりします。それを現地の人達は、1～2回会った程度の、ほとんど見知らぬ人同士でも、あいさつ代わりにするのです。

日本では小さい子どもならハグをするかもしれませんが、大人はあまりやりませんよね。それだけでなく、欧米人はあいさつ代わりに軽く唇同士を触れ合わせたりもします。恋人や親子や夫婦、親しい親戚同士のような間柄でキスをしているのをよく見かけます。これももしかしたら、彼らの間の感染伝搬に関わっている可能性があります。

しかも、クリスマスや感謝祭には、遠くにいる祖父母にファミリーで会いに行き大勢で過ごしたり、週末は友人を家に招いてパーティーをしたり、密な環境で過ごすことが意外に多いのです。欧米人特有の距離感でのコミュニケーション様式が、感染者の増加につながった可能性が大きいのではないでしょうか。

そう考えると「日本で感染者が少なかった」ことの「ファクターＸ《エックス》」を探すのではなく、むしろ「欧米での感染者が多かった」という「逆ファクターＸ」を探す方が理解しやすいかもしれません。

そしてもう一つ、日本で感染が抑えられた大きな理由は、マスクでしょう。流行がどうしようもなくなるまでは、強制されるのが大嫌いな欧米の人達はなかなかマスクをしませんでした。最近では法律で公的な場でのマスク着用を強制したり、人々もマスクの威力を理解して着用したりするようになってきましたが。

彼らに比べ日本人は良くも悪くも従順な上、競い合うようにマスクを買うほどマスク好きの国民。もともと、風邪や花粉症でマスクをする習慣もあります。以上の理由から、満員電車という他の国にはそれほどないような密な場所があるにもかかわらず、市中感染が低く抑えられてきたのだと考えられます。

ファクターＸは、マスクということです。

# 変異株を怖がったところで仕方がない

変異株の報道が相次いでいます。

感染力が強いと言われる変異株もありますが、その実態はよく分かりません。１・７倍の感染性という数値が、一人歩きをしているようですが、実際にはもとになっているいくつかのデータを詳しく見ると調査の時期と場所によって違っており、１・３倍から１・７倍ぐらいの幅がある話です。そもそも感染力が前のウイルスより強いというのはどういうことでしょうか。

実験室の試験内の反応成績が、必ずしも実生活につながるとは限りません。それは、これまでの科学が経験してきたことです。

より少ないウイルスで感染するのか、あるいは、感染者がたくさんウイルスを出しているのか、あるいは空中での安定性が高い（失活しにくい）のか、確実な理由はまだ得られていないのです。もしかしたら、従来型と変異株は実はそう大きく違わないかもしれません。

また、ワクチンの抗体が効かなくなるとか、ＰＣＲ検査をすり抜けるなどの「可能性」が取り沙汰されていますが、可能性はあくまで可能性でしかありません。一般のみなさんが怖がっても仕方がない話です。今のところ、ワクチンがまったく効かなくなるほどの変異はまだ起きていません。

負の可能性をつきつめていく必要があるとすれば、ワクチン接種の準備を進めている行政の担当者あるいはワクチンを作っている科学者くらいのものでしょう。変異の影響を見越して、ワクチン接種を受けないというのは、私は今の段階で正しい判断の仕方ではないと思います。

ＰＣＲ検査をすり抜けるウイルスが現れたとしても、ウイルスの遺伝子はそもそも何十万個もの塩基からできていて、そのうちのごく一部を使って検査しているのです。今までの部分がダメなら、別の部分を探すだけ。プロにとっては、お茶の子さいさいの仕事でしょう。

一般の人の気持ちが緩《ゆる》んでいる状態を引き締めるために、あえて変異株の情報発信をして、マスコミがまんまと乗せられている可能性もありますが、何でもかんでも情報を出せばいいというものではありません。

プロが対応すべきことを一般の人に落とし込んで怯《おび》えさせる必要がどこにあるのか、腹立たしい限りです。

変異したからといって、何かを恐れねばならないとしても、それはプロに任せましょう。

一般の人は、今まで通り、流行《はや》らないようにするのが一番。感染力が気になるならなおさらです。そのためにやることといったら、3密を避けてきちんとマスクをすること。今までと何も変わらず、ただそれだけです。騒いで心配して、得をすることなど何もありません。

もちろん、知った上で恐れないということも大事です。では変異とは何なのでしょうか？

ウイルスが、細胞の中で自分の遺伝子のコピーをわんさか作る際、遺伝子を構成する塩基と呼ばれるパーツの配列が少しずつ変わったものができます。その結果、ウイルスにとって障害にならない変化をしたものだけが生き残ります。

特にＲＮＡの遺伝子を持つウイルスの中には変化を起こすものが多く、例えばインフルエンザウイルスでは、そうしたことは極端に言えば日常茶飯事で、非常に頻繁《ひんぱん》に起きています。

ただし同じＲＮＡ遺伝子を持つウイルスでも新型コロナウイルスには誤りを修正する機能が備わっているので、インフルエンザウイルスほど頻繁ではありません。だから変異は珍しいと言えば珍しいのかもしれません。

「変化」の中で最も増えるのに適したものが、最初のウイルスに取って代わって、主流になり、新たな変異株ウイルスができてきます。

したがって、ある流行の中では変異株の方が少しは感染力が高いのは別に不思議ではありません。だからといって、変異株だから流行が広がっているのか（元の株なら流行は広がらなかったのか）、あるいは広がったものが変異株だったのかの判断は容易なことではなく、要するにやることが変わらないのなら、すぐにどうこう言う必要もないのです。

むしろ変に騒ぎ立てることで、患者を受け入れてくれる病院が少なくなるなどの弊害が出始めています。新型コロナで専門家が注目している変異株は、最初イギリスで見つかった株や南アフリカで見つかった株、ブラジルで流行した株などです。

ではどれが増えてくるのかなどは、我々専門家が追跡していくものであって、政治家やマスコミが騒ぎ立てることで、一般の人達が過剰に怖がって日常生活に支障をきたすなどまったくナンセンスです。もっとおおらかにいきましょう。

# 第3波とか第4波とか、一喜一憂はもうやめよう

感染者数がどーんと一気に増えると、緊急事態宣言が出されては減り、解除されたらまた増えてくる。そのくり返しで疲れてしまった人も多いと思います。

前にも述べましたが、冬は感染が広がりやすいのです。ただでさえ空気が乾燥している上に、室内は暖房を入れてさらに乾き、寒さ対策で換気が行き届かない時間が長いですよね。すると小さな飛沫粒子を吸い込む可能性が高くなるのです。

あまり予想屋みたいなことは言いたくないのですが、春〜夏にいったん収まったように見えても、また冬になれば大きな流行が起きます。

実際、２０２０年〜２０２１年の冬の流行は、思っていた通りでした。感染対策のために皆がマスクをしていたせいか、インフルエンザやＲＳウイルス感染症といった、新型コロナ以外の呼吸器系感染は、とても少なく抑えられました。新型コロナは、夏の間

の感染者数が少ない間も感染の連鎖が途絶えることなく、どこかでくすぶっていて火種は残っていました。

冬になって換気の悪い密な空間の特殊な飲食店や、高齢者がよく行くカラオケなどで火がつき、一気にクラスターとして広がったのです。冬だけでなく、空気が乾燥していれば、肌寒いような秋口や春先も冬と条件はほぼ同じです。いったん広まってしまったら、コロナのように経過の長い病気の流行は、収束まで時間がかかるのは当然です。

それでも夏に向けて、またいったんは下火になっていくはずです。でも次の波は必ずまた来ます。それでも、少しやっかいな新型コロナの性質をよく知っていれば、いちいち感染者数の小さな変動に第3波だの第4波だのと名前をつけて一喜一憂するのは、馬鹿馬鹿しいと分かるはずです。

だいたいにおいて流行第○波とかいうことは、流行が終わってその全体を振り返って分かるものであり、目の前の小さなブレで憂い顔であたふたと断定するものではありません。いちいち数えるから、皆神経質になって、感染者数の推移を過剰に恐れることになるのです。

そんなことはやめて、「1年の中でこういう推移をするんだな」と思っていればいいだけです。

また、「波」という表現（英語で wave）は、分かりやすいので便宜的によく使われますが、私はあまり好きではありません。そもそも、流行は外から波のように大挙して「やってくる」のではありません。最初のうちは、外から入ってくるかもしれませんが、それは波と言えるほどのものではありません。

結局、コミュニティに入り込んだ後に、集団内で大きく広がるだけです。言わば、足《あし》下《もと》から湧《わ》き出させている感じです。流行をコントロールするという観点で言えば、自分達が自分達の足下で起こしているという認識が必要です。

変異株も皆外国から入ってくるように思うかもしれませんが、そうではありません。流行が大きくなれば外国で生まれたのと同じような変異を持つウイルスが、その中から出てくることだってあり得ます。外国からの流入阻止もやって良いのですが、多分完全な阻止は無理です。それより外に目を奪われるのではなく、内なる対策を充実させる方がずっと大事なのです。

# 子どもの感染対策は もっとやんわり考えていい

新型コロナと長くつき合っていくなら、つき合い方を見直す必要があります。

そこで大切なのが、「ものの見え方は、その人の立つ位置による」という当たり前のことです。

例えば、いろいろな対策を考え出す大人は、自分達の視点でリスクを評価しますが、本当に子どもにも大人と同じ制約が必要でしょうか？

インフルエンザは、子ども達の間で広がったものを家庭に持ち込んで大人にうつす、という感染経路が多い病気です。実際、この冬も新型コロナ対策として学校でも遊ぶ時でも皆がマスクをしていたおかげか、子ども達の間でインフルエンザが流行《はや》ることがなく、子どもから大人への感染もありませんでした。その結果、例年より感染者数がかなり低く抑えられました。

さらにこの1年で新型コロナで分かったことの一つに、子どもへの感染経路としては、最初に大人の間で感染が起き、そこから家庭内感染で子どもにうつされるケースがほとんどだということがあります。子どもが学校で他の子どもからうつされる事例はむしろ稀《まれ》です。ただし、それは流行の規模次第です。市中流行が大きくなれば、当然子どもの感染も目につき始めるはずです。しかしそこでパニックになってはいけません。

子どもは感染しても、今のところ大部分が重症化せず、風邪程度の症状で済んでいます。20～30代の若者や高校生もそれに近い症状です。小学生が新型コロナにかかった、あるいはＰＣＲ検査が陽性になっただけで、他の子の親が「学校を消毒しろ！」と怒鳴り込むようなケースも耳にしますが、そんな必要はまったくありません。

重ねて言いますが、子どもは新型コロナにかかっても、まず重くなりません。

私の古くからの友人で母子の感染対策に詳しい小児科医の、長崎大学医学部教授・森内浩幸先生の説明によれば、日本ではこれまで新型コロナによる5歳以下の死亡例はありません。海外でもインフルエンザやＲＳウイルス感染症と比べて、非常に低い死亡率です。

症状も、熱や咳、鼻水、喉の痛みだけというものが多く、それがあるのもＰＣＲ検査陽性者（偽陽性もいますが）のうちの、1割強だけです。結論としては、普通の風邪と同じ症状。しかも、かかりにくく、重くなりにくく、うつしにくく、すぐ治ると言います。

周囲の大人は、子どもの感染対策をもっとやんわり考えた方がいい。

濃厚接触者に対して行われたＰＣＲ検査で陽性者が1人出ただけで、学校全部を休校にしたり、消毒したりするのは、もうやめましょう。いつまで経ってもきりがなくなり、学校教育自体が成り立たなくなります。怖がりすぎの保護者が、パニック気味に学校を非難するという話も聞いていますが、親ももっと賢くなりましょう。

また休校や消毒の見直しとともに、学校における感染対策も「これはここまでやらなくて良い」などと、一つひとつを見直していき、不必要な負担をなくしていきましょう。

新型コロナウイルスとは、いやが応でも今後も付き合っていくことになります。一時の過剰な恐怖に流され、必要のないことまでやるのは愚かなことです。それぞれ違う視点でものを見ていることを理解し、世代間の感染リスクや症状の違いを、きちんと考えなくてはいけません。

# 生きている限り「ゼロリスク」なんてあり得ない

新型コロナを怖がることは絶対に必要です。私だってかかりたくありません。でも、過剰に脅している「専門家」がいて、過度に恐れている人がいることも事実です。そういう人達はゼロリスクを求めているとしか思えませんが、生きている以上、ゼロリスクなどあり得ません。

「可能性」を言い出したら、宇宙から降ってきた巨大隕石がぶつかって、明日、地球が消滅するかもしれない。乗った飛行機が落ちるかもしれない。リスクはゼロではないのは皆が承知なのに、その可能性や確率が極めて低いから、皆怖がらず生活しているし、飛行機にも乗っているのです。

自動車は事故のリスクが飛行機の何十倍も高いですが、ほとんどの人達はそのリスクを避けることよりも便利さの方を選んで乗っています。

ゼロリスクを求めたら、すべての生活から逃げなくてはならなくなる。道を歩くことも、人に会うことも、何もかもできなくなります。安全だと思って食べているものの中に、まだ知られていない発がんリスクのある物質が入っているかもしれません。だからといって、食べることをやめたら生きていけません。

これだけいろいろなリスクを受け入れて生活していながら、なぜ新型コロナに関してだけゼロリスクを求めて社会生活の不自由を強《し》いるのか、理解に苦しみます。

もちろん、リスクが高くても諦めて受け入れろと言うのではありません。限りなくゼロに近いとか、非常に低いレベルのリスクを許容しようという話です。インフルエンザをはじめ他の病気に対しては、そうしているはずです。

感染経路不明の患者が出たからといって、スーパーの商品や電車のつり革から接触感染したんじゃないか、と幽霊に怯《おび》える必要はありません。単に記憶が曖昧《あいまい》だったり、聞きとりがうまくいかなかっただけの例も含まれます。必要な場面でここは危なそうだと判断し皆がマスクをして3密を避ければ、可能性の高いリスクは十分回避できます。過度に怯えず、しかし危うい行動は控える。正しい知識をもとに、健全な常識で判断していきましょう。

## スーパーコンピュータの無数の粒子画像の中でウイルスは10個程度

「恐れすぎ」を招いている原因の一端に、理化学研究所のスーパーコンピュータ富岳によるシミュレーション画像を使った報道があると私は思います。

咳をする人が出す飛沫の量や、アクリル板パーティションの効果、マスクの性能比較、歩く人の後ろに広がる飛沫の様子など、「ああ、あれか」と思う人が少なくないはずです。

飛沫が広がっていくシミュレーション画像が、多くの人を惑《まど》わして、時に「専門家」までもが、画像をもとにした対策を推《お》し進めてしまっています。

まず一番注意したいのは、画像にある細かい点が、すべてウイルスではないことです。細かい点は粒子を示しているだけで、その中にウイルスがどれだけいるのかという情報は、まったく記載されていません。実際１回の咳の画像で見られる何千もの点＝粒子の中で、ウイルスがいるのは多い人でも多分10個程度でしょう。全ウイルスの中で生きているウイルスは１／１００～１／１０００個です。個数からすると「飛沫粒子＞＞ウイルス粒子＞生きたウイルス」なのです。これは非常に大切なポイントです。

もう一つの注意点は、現実の生活空間では考えられない単純化したシミュレーション条件です。

「マスクをせずに２人で会話をしながら歩くと、後方３ｍまで飛沫が漂《ただよ》う」というシミュレーションがありました。実生活であんな馬鹿な話は絶対にありません。無風の空間でシミュレーションしていますが、屋外では風が吹いていないことはないからです。

人が通った後に飛沫が、あんなにきれいに溜《とど》まるわけがない。時間とともに拡散していきます。画像を見た人は、実際もこんなに恐ろしいのだと誤解してしまいます。しかし、２～３ｍ後ろを歩いていた時の感染の可能性は、ゼロではないかもしれませんが現実的にはゼロと言っても良いくらいです。

オフィスの机を、パーティションで仕切った場合のシミュレーションもそうです。自然の風を考慮せずに、１回の咳だけを考えて、高さ１・２ｍならエアロゾルを防げないが、１・４ｍにすれば防げると言っています。ある人に「これは本当ですか？」と質問された時、私は「何回か咳をしたら１・４ｍでもおしまいだよ」と答えました。たった20㎝の差など、くり返し咳をすれば、エアロゾルが簡単に越えるに決まっています。咳払いは別にして、症状としての咳は、たった1回で治まるわけではありません。一定時間内に何度もします。

さらに、マスクをしていれば、パーティションなど多分いらないはずですし、室内にも必ず空気の流れがあるし、換気をしていたらまた変わってきます。

日常生活からほど遠い、こんなにも不完全なシミュレーションの結果を信じて、私達は恐れすぎて意味のない対策をしたり、行政がパーティションを感染対策のお手本、あるいは感染対策補助の要件にしていたりします。パーティションは対策のアリバイ的に使われてもいます。

いくらスーパーコンピュータといっても、機械は計算するだけ。そこに入ってくるさまざまな要素の条件を仮定するのも、その変化を予想する式を作るのも、どういう像にしていくのかプログラムを作るのも人です。一見、客観的ですが、そこには必ず作る側のある種のバイアスが入ってくるはずです。

その人がちゃんとリアルな条件を考えないと、何百万円もかけて計算した挙げ句、「レストランでは、隣の人とマスクなしで喋《しゃべ》った場合が一番危険」などという、言うまでもない当たり前のことを、さも重大な結果のように見せるだけになります。

たとえそれらが、すべて妥当だとしても、本当にデータを出そうと思ったら、「咳を１回すればこれぐらいウイルスが出て、１００回ならこれくらい滞留する。エアコンから風が来るとこう動く」と、日常生活空間で普通に起きる条件を考慮したシミュレーションを提示するべきでしょう。

「こう換気すれば、あるいは、こんな空気の流れを作れば１・２ｍのパーティションでも防げる」といった現実に役立てられるシミュレーションを行ってもらわなければ、意味がありません。

# 最後の1個が死ぬまでの時間がウイルスの寿命ではない

新型コロナに関して「これこれの実験を行いました」というような記事を読む時も、注意が必要です。

例えば、ウイルスがどれだけ生きているのか調べた話を一度は聞いたことがあるでしょう。曰く、「プラスチックや段ボールの上で○時間」など。

しかし、ウイルスは、最初の数が多いほど、また1カ所に集まっているほど、最後の1個が死ぬまでの時間は長くなります。そしてこの最後の1個が死ぬまでの時間が、まるでウイルスの寿命のように扱われます。

あるいはそういった発想がない人、「ずっと生き残っている」と主張したい人は、大量のウイルスを便の中に注入したり、物の表面ならこんもりと塗り付けたりすることで、実生活の場と乖離《かいり》した結論を導き出してしまいます。

実験にしてもシミュレーションにしても、最初から結論ありきで、それに沿った結果を出したいがためにやったとしか思えないケースも多々見受けられます。たとえば変異株の「感染力の強さをはじめとする種々の生物学的性質」もそうです。

ちょっとした科学的なデータを目の前に出されると、誰しも信じたくなるものですが、だまされてはいけません。まったく現実的ではない条件から出てきた、何の参考にもならないデータだってあるのです。

本当のプロはその実験やスタディの条件と、そこから言える範囲に慎重になるものです。内輪話をすれば、論文は審査員《レフリー》になったつもりでどこかに間違いがないか、批判的に読むものです。

これはCritical readingと言われ、科学の世界に入って最初に習う科学者の「きほんのき」です。中途半端な「専門家」は、批判ができずに、抄録や結論からの情報を（いわば論文を提出した側の立場を代弁するかのごとく）真に受け、そのまま世間に伝えるだけの「専門家」になっています。

## まとめ

- 変異株に関しては専門の研究者に任せ、一般の人は必要以上に恐れる必要はない。これまで通り3密を避け、換気とマスクをしっかり。
- 子どもは、新型コロナに感染しても重症化しない。大げさな規制は必要なく、むしろ子ども達の正常な成育を妨げる。
- ゼロリスクを求めたら、すべての生活から逃げなくてはならなくなる。
- 真のプロフェッショナルは、論文もデータも批判的に読む。

# 第7章

# 新型コロナはいつ終息するのか？

# 「コロナ禍」が終わっても、ウイルスはいなくならない

コロナ禍はいつまで続くのか。誰もが気になる、心配な問題です。

ごめんなさい、おそらく何年も、というのが私の答えです。しかし、続くにせよ今年始まったワクチン接種がどうなるかで、その様相は大きく変わってくるでしょう。

「最近の新興感染症は、すぐに収束したじゃないか」と思われるかもしれません。２００３年に流行しその後完全に患者が出なくなったＳＡＲＳ（重症急性呼吸器症候群）や、２０１２年に出てある時期患者が多かったものの今は感染者が出ていないＭＥＲＳ（中東呼吸器症候群）のことですね。しかし、それらの場合、ウイルスはおもに患者の肺の中で増えるものでした。

ウイルスが上気道経由で感染を広げられる状態になった頃には、肺炎が重症化してしまっており患者が移動できないので、結果として大きな流行は引き起こしていません。Ｈ５亜型の高病原性鳥インフルエンザも、致死率が高いもののヒトの間の伝搬《でんぱん》は極めて

限定的でした。鳥インフルエンザも、肺での増殖と重症化がセットになっています。

これに対して新型コロナは、季節性インフルエンザと同様、おもに上気道でウイルスが増えます。上気道に病巣が限定されれば重症化しませんし、場合によっては症状すら現れないこともあります。その分ウイルスが体外に出やすく、また感染者もあちこち移動できるので、これが新型コロナウイルスがここまで拡大した理由の一つです。この性質は今のところ変わりようがなく、これだけ流行するともう止められません。

インフルエンザで経験していますが、ワクチンはできても、血液中に病原体が回ることが病態の中心となる感染症と違って、呼吸器表面の感染症はワクチンで抑えることが難しいと予想されます。免疫があっても、ウイルス量によっては感染する場合があります。

またいったん収束したように見えても、ウイルスは完全には消えず、症状が弱いか出ない状態で、どこかで感染がくすぶり続けるのはほぼ間違いありません。消えたと思っても続く山火事のように、何かのきっかけで条件が整えば、再び燃え上がる可能性があります。

また、人類の歴史を見ても、感染症を封じ込めたという例は、実はほとんどないのです。唯一、天然痘はワクチンで撲滅《ぼくめつ》できましたが、これだって、天然痘という病気が撲滅のための戦略を立てやすいユニークな性質を持っていたからできただけにすぎません。ポリオももう少しで根絶というところまで来ているものの、現在足踏み状態です。

新型コロナは、治療法が確立されることはあっても、もうウイルスそのものを撲滅することはできないでしょう。

広がってしまったウイルスと、私達はこの先も、長く付き合っていかねばならないのです。

# ワクチン、打つ打たないは生活スタイルで決める

私達の今後とワクチンの話が出たので、もう少しくわしくお話しします。このウイルスと上手に付き合っていく覚悟が必要なのですが、具体的にどう付き合うか。何度も言うように過剰な対策は長続きせず論外ですし、ずっと今のような状態が続くなんて、正直まっぴら御免ですよね。

ウイルスは進化的には、最終的に病原性は低下していく運命にありますが、今を生きる私達にそれを待っている余裕はありません。我々がウイルスに対抗できる武器としては、適切な感染管理と治療、今後開発が望まれる薬とワクチンが挙げられます。

そこで気になるのがワクチンです。多くの人が問題解決の切り札と位置付けています。また、世界の中で先行して接種が行われた米国、英国、イスラエルで、社会集団での流行がかなり抑えられているとの心強い報告が相次いでいます。

ただ大切なことは、ワクチン接種は個人に強制されるものではなく、一人ひとりが自

分で情報を集めて、ワクチンの恩恵とリスクを天秤にかけ、自分自身で決めるものだ、ということです。

ワクチンの恩恵ですが、期待されるのは、感染しにくくなり感染しても重症化しにくくなることです。それでも、今のところそれが断言できるわけではありません。恩恵を考える上で考慮すべきポイントがいくつかあります。

かかって苦しんだり死んだりするのが怖いからというのも、あるいは家族をそんな目にあわせたくないというのも十分な視点ですが、他にも一つ大きなポイントがあります。それは自分の生活スタイルです。

例えば接客業など、人と会う機会の多い仕事に就《つ》いているような人なら、ワクチンを打つことで得られるメリットが大きくなります。接種の前と後で、自分の生活がどう変わるかを考えてみるといいでしょう。

一方、リスクに関しては、接種後の副反応の不安があると思います。数種類ある新型コロナのワクチンのうち、日本でも最初に接種が始まったファイザー社やモデルナ社のワクチンは、長くなるので詳しい解説は省きますが、ｍＲＮＡワクチンという過去にないタイプのものです。このタイプのワクチンだから、短期間で開発・製造できました。直後に現れる副反応について、これまで想定されていなかったメカニズムによる症状があるかどうかや、何年も経ってから体の中で悪さをしないかどうかなどは、今の時点ではどんな専門家にも明言できません。大きな健康被害になる可能性が、あるともないとも断言できないのです。

他にも今の段階でよく分かっていないこととしては、今年の接種の後のことで、

・接種したらどのくらい抗体が続くのか
・ウイルスの変異があったらどうなるのか
・ワクチンを接種すれば、マスクなしで社会生活を続けられるのか

といったことがあります。ＣＤＣはマスクなしの生活が可能と発表しましたが、本当にそれが可能なら朗報だと思う半面、接種を受けた人達が実際に他に感染を広めないかどうかについては、まだデータの蓄積を待っているところです。

ただ言えるのは、ある程度の感染の拡大は抑えられるということ。そう思って私も恩恵の方を選んで接種を受けています。仕事柄というだけでなく、こんな鬱々《うつうつ》とした生活がいつまでも続くのはごめんだからです。より良く生きるために希望は必要です。

## 接種箇所の張りや痛みは正常な免疫反応

気になる副反応について、少し詳しく見てみましょう。

体の中に異物が入ってくれれば、それに対して何らかの体の反応が起こります。免疫ができることはまさにワクチンの目的です。しかし、望まない反応として「痛み」「腫れ」「発熱」「全身疲労感」「体調不良」「アナフィラキシー」などがあります。このうち最大のリスクはアナフィラキシーです。

起きるとすれば接種後まもなくで、下手をすれば命に関わる可能性もあります。アナフィラキシーはワクチンに限らず、さまざまなアレルギー物質で起きる症状でそれに対抗できる薬としてエピネフリン（アドレナリン）があり、すぐ使えば特効的に働くので大丈夫です。日本でも接種の場にはそれを準備しておくことになっています。

それ以前に、アナフィラキシーが起きないために、接種前の問診でリスクが高ければ知らされます。また接種後も一定時間は会場にとどまって、アナフィラキシーが起きないか観察も行われます。万が一、重大な副反応が起きて治療が必要になった場合は、国の予防接種健康被害救済制度が適用され、必要な治療のための費用が支払われます。

アナフィラキシーと違って軽い副反応と言えるのが、接種した部分の張りや痛みです。これらは何やら悪いもののように扱われていますが、実は体が正常な免疫反応を起こしている証拠だと考えられています。ワクチンには人工的に軽い炎症反応を起こさせて免疫反応を高める目的で、アジュバントという物質を加えることがありますが、私達が受けているワクチンにも、意図して加えているわけではないもののそれに相当するものが存在すると考えられており、免疫を活性化させているのです。

腕に現れる局所の反応だけでなく、頻度はそれより低い発熱や全身倦怠《けんたい》などの重めの全身症状が出ることがあるのも分かっていますが、各症状と免疫獲得の程度がどれだけ関連があるかはまだ分かっていません。ただ、それらをワクチン接種回避の理由とすべきか、それとも、抗体を得ることと引き換えに許容するか。どちらを選ぶかは、接種を受ける人の考え方次第です。

自分で決めるのは勇気がいることです。それでも、行政に強制されたり誰かに言われたりしたからではなく、何か起きた時に「自分の意志だから」と言えるだけの覚悟を持つことが大切です。

副反応に関して、過剰にビクつかないために、一つ知っておいてほしい問題があります。

それは「紛れ込みの有害事象」です。大勢の人がワクチンを接種すると、翌日に亡くなる人が必ず出てきます。高齢者の接種が増えればなおさらです。ただ冷静に考えれば、亡くなる人が出ても当たり前だと理解できます。なぜなら、ワクチンとは関係なく日本国内では1日に3800人ほどが亡くなっているからです。

事故で亡くなる人もいれば、老衰や心筋梗塞、脳梗塞、末期癌などなど、原因は人それぞれです。慢性疾患で闘病中の人が、直前まで元気でも急に亡くなることもあります。そういった状況の中でワクチン接種が始まると、ワクチンとは無関係でもたまたま接種の直後に亡くなるケースが出てきます。

そうなると、たとえこの現象があることを知っていたとしても、家族からすれば「接種の次の日におじいちゃんが死んじゃった」と、ワクチンとの関係を疑いたくなるものです。中にはもしかしたら本当に、ワクチン接種が引き金となった死亡例もあるかもしれません。本当にワクチンのせいなのか、それとも違うのか、その答えを出すのはとても難しい問題です。

ただ、もし「ワクチンを接種した人が亡くなった」というニュースを耳にしたら、すぐにワクチンが原因と決めつけて怯《おび》えるのではなく、冷静に受け止めてほしいと思います。

最後にひとつ、申しあげておきます。ワクチンは、特に気道上皮で増えるウイルスに対するワクチンの場合は、インフルエンザワクチンを考えれば分かりやすいと思いますが、打ったことが必ずしも「もうかからない」ということを意味しないということです。

実際ワクチンの2回接種を終えた高齢者施設で流行が起きた、米国の報告があります。ただ、重症化の阻止には役立っていたとのことですので安心してください。要は、①ワクチンを打っても油断禁物　②高齢者や免疫力が弱っている人の場合は、効果は低めになりやすいので注意　③よって、高齢者周辺で高齢者を世話する人達がワクチンを受けることが大事、ということをよく知っておいてください。なお、これらは、すべてインフルエンザワクチンで経験済みのことです。

## 時間とともにウイルスはこう変わっていく

感染症の歴史を見ると、一般的には感染が広がるほどウイルスは弱毒化し病原性を発揮しなくなっていきます。

最初のうちは毒性が強く、亡くなる人が多かったとしても、宿主である人を殺してしまうとウイルス自体も生き残れませんよね。そこで長期的には人を殺さない程度に毒性が弱くなる方向へと変わっていき、「感染する人は多いが、軽症で済む」という状態になります。すると多くの人が免疫を持つことになります。

「人を殺さない程度に毒性が弱くなる」と言うと、ウイルスに意思があるようにも聞こえますが、そうではありません。強毒のものと弱毒のものが同時に流行すると、二つの間で宿主の獲得競争（陣地取り合戦）が自然に起きますが、その時、宿主を殺さない後者が優勢になっていくというだけのことです。

ただし、「長期的には……毒性が弱くなる」と言いましたが、完全に弱毒化したウイ

**新型コロナウイルスの病原性の経年変化の私的想像グラフ**

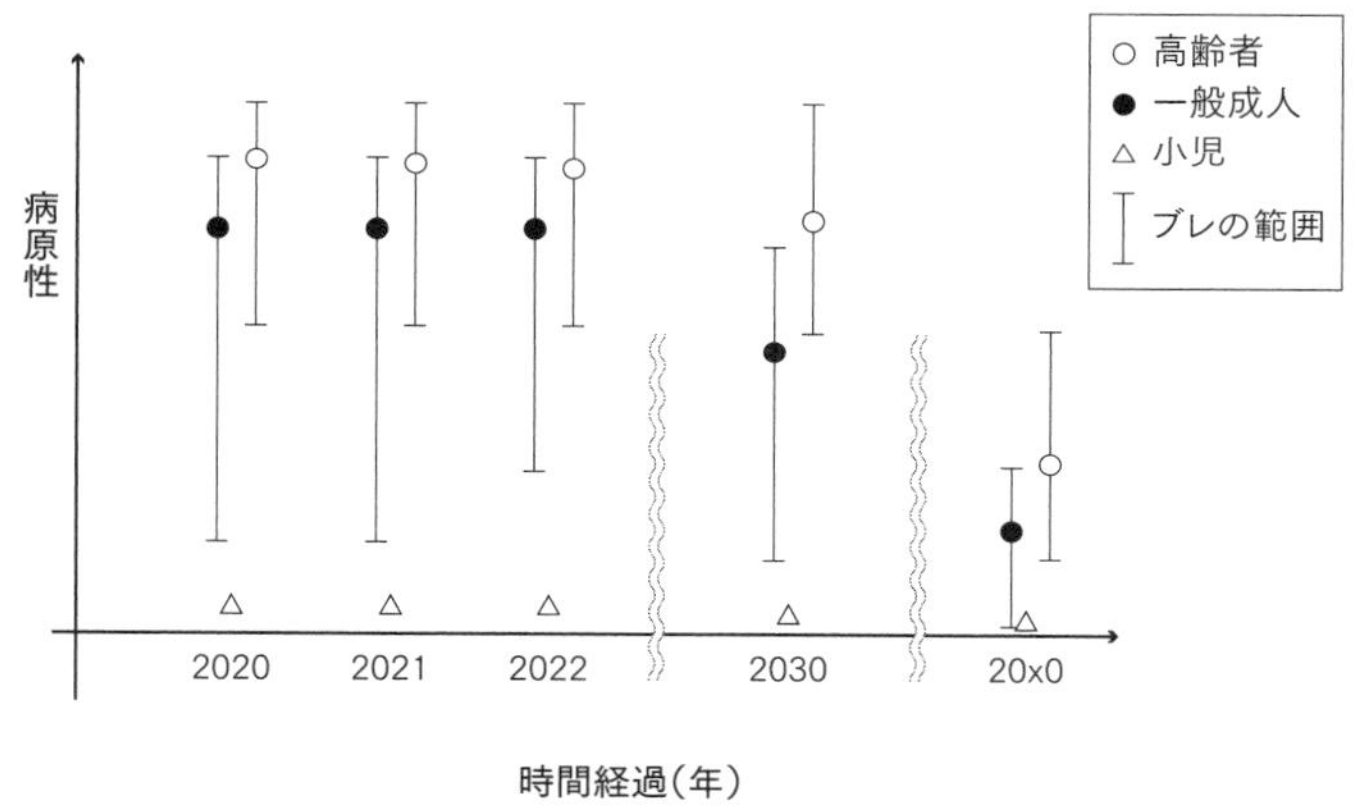


ルスが全体を占めるようになるまでには、若干の強毒化と弱毒化のブレがあってもおかしくありません。

ブレをくり返しながら、弱毒化に収束していくのだと私は考えています。

変異と私達の免疫の話です。今後少しだけ変異したものが出てきても、普通は変異以前のウイルスに対し感染して生き残った免疫がある人は、感染して発症はしたとしても、死に至るほど重症化する可能性は低くなります。

新型コロナウイルスでも変異株がいくつか出てきています。あと何年かすれば心配しなくて済むほど弱毒化するとは言えませんが、ゆくゆくはインフルエンザのように誰もがある程度の免疫を持つものになっていくと想像しています。

それでも感染はするでしょう。すでにワクチンを受けている私でも、いずれは感染するでしょう。

毎年、新しい亜型が出てくる季節性インフルエンザと同じように、新型コロナとも一緒に暮らしていくことになるのかもしれない。それがコロナ禍後の世界です。

# 何度ものパンデミックの後も、私達は気にせず暮らしている

新型コロナは、現代に生きている私達のほとんどが初めて経験する、死者が非常に多い感染症の世界的な流行＝パンデミックです。

しかし人類がこのような経験をするのは、初めてでも何でもありません。

広く知られていて今度の新型コロナの流行で再認識されたのが、中世ヨーロッパで大流行したペストです。黒死病と呼ばれ、高い致死率で恐れられました。当時の医師が、鳥のくちばしのように見える独特の仮面をつけた姿をしている絵を見た人も多いでしょう。19世紀にも、大流行を起こしています。

またコレラも歴史上何度もパンデミックを引き起こしていて、19世紀も推定では数千万人という単位の犠牲者を出しています。日本でも江戸時代に外国から入った記録があり、明治期の日本でも広がり、何回もの大流行を起こし何十万もの人達が亡くなってい

ます。そして今でも途上国では大きな問題であり続けています。

パンデミックを起こしたウイルスや細菌は、いったん収束したように見えても、どこかでくすぶり続けています。エボラウイルス病も、１９７６年にコンゴで発生した後、細々と流行が続き、２０１４～２０１６年にギアナやリベリア、シエラレオネで大流行が起きました。

ただし、最初は死亡率が高く「エボラ出血熱」と言われていたのが、死亡率が下がり全身からの出血はもはやおもな症状ではなくなり、そのため「エボラウイルス病」と呼び名が変わりました。その後また収束したように見えましたが、２０１８～２０２０年にコンゴで再流行し、２０２１年にはギニアでもアウトブレイク（集団発生）が宣言されています。

このように、過去にパンデミックや世界的広がりを引き起こしたいくつもの感染症が、世界のどこかにくすぶり続けていて再出現が警戒されています。だからといって私達は、いちいち怯えているわけではありません。

# 最大の教材の一つ、スペイン・インフルエンザはどう収束したのか

今からおよそ１００年前、１９１８年のスペイン・インフルエンザのパンデミックでは、アメリカやイギリスをはじめ世界中で何千万もの人が亡くなりました。２０００万～４０００万人とも、５０００万～１億人とも言われています。世界人口が18億人と、現代の４分の１程度に過ぎなかった時代の話です。

日本でも当時の新聞社による命名で、俗に「スペイン風邪」と呼ばれ、１９１８年８月～１９２０年7月の約2年間にわたって大流行し、人口５５００万人のうち、公式に記録されているだけで２５３０万人、国民の実に約半数が罹《り》患《かん》しました。

亡くなった人は内務省の記録によれば38万５０００人とされており、中には若くて健康な軍隊の兵士も多数います。流行は3年続いたと記録されていますが、実際はその後もすぐに消えてなくなることはなく、小さな流行をくり返しながら何年も続いたと考えられます。

これだけの人が亡くなっていながら、死亡率は流行していた時期を通してみると2〜5%程度と、極端に高い数字ではありませんでした。死者数は多いものの、今、鳥インフルエンザで取り沙汰されるような、感染すると亡くなる確率が高い強毒性だったわけではなく、あまりに多くの人が感染したために、亡くなる人の絶対数も多くなったのです。

ただ、それでも第2波と呼ばれる秋―冬の流行は、その前の第1波と呼ばれる春の流行の時より、感染者数はずっと少ないものの、死亡率は、はるかに高いものでした。

なぜ第1波と第2波で死亡率にそんなに差が出たのか、ウイルス学的な違いは変異株の出現の有無や細菌の関与も含めていまだに解明されていません。ただ、私は何度も言っていますが、やはり季節の影響が大きかったのではと思っています。

現在の季節性インフルエンザは、おそらくこのスペイン・インフルエンザの末裔《まつえい》の一部だろうと言われています。

新型コロナの変異株の出現が強毒株の出現となるのではと恐れ、一般の人々の恐怖を煽《あお》っている人達もいますが、100年前にそんなことが起きていたという話は、研究がずいぶんと進んだ今も聞こえてきません。

今、新型コロナウイルスの変異を、強毒化の観点で普通の人がそこまで心配する必要はまったくありません。歴史が一つの大きな根拠です。

# 私達がやっていることは、100年前とほとんど変わらない

過去のパンデミックの際、私達の先人はどう対処していたのでしょう。

明治時代に日本で全国的に大流行したコレラに対しては、「患者の届け出」「患者の隔離」「人と物の移動禁止」「交通遮断」「群衆行為の差し止め」などの措置がとられ、「死体の処理方法」に関する決まりが強制されました。

公的な力に基づいて、患者が出た家に対し「コレラ」と書いた紙を貼る「印付け」や消毒、患者の強制的な隔離入院なども行われました。感染が判明すると、即座に家族と引き離され、そのまま今生の別れになるケースも跡を絶ちませんでした。

その結果学校の閉鎖をはじめ、さまざまな差別や物価高騰などが起きました。いろいろな噂が蔓延《まんえん》し、医療従事者や隔離措置を行う警察への反感も広がりました。隔離に来た警官や役人を竹槍で突いたり、むしろで簀《す》巻《ま》きにして川へ投げたりしたという話も伝わっています。暴力を除いて、今とほぼ同じであることに驚きます。

スペイン・インフルエンザは、当時の日本の内務省衛生局が作成した『流行性感冒』に記録が残されています。

その記録からは、例えば3密回避やマスク着用といった、現在の新型コロナに対して私達が行っているものと、ほとんど変わりがない対策が行われていたことが分かります。また、感染を引き起こすものの正体が分からず闘っていた当時でも、咳に病原体がいることを正しく推測していましたが、手洗いも推奨されていました。

一方、ウイルスの性質が解明されているはずの現在、相変わらず接触感染に過度の警戒をしています。なんとウイルスについてほとんど分かっていなかった１００年前と、変わらない状況だということも見えてきます。

感染症が起きると、いつの時代の人々も、「昔に比べて今はこれだけ進んでいる」と言いながら、結局同じようなことをしているのです。

我々は、昔と比べ何が分かってどの部分で進歩しているのか、どの部分で相変わらず正しくないことをしているのか、もっと歴史から学ばなくてはなりません。

## 過去の教訓が裏目に出た
## アメリカの豚インフルエンザ騒動

しかし、歴史に学ぶことはそう簡単ではありません。

例えば１９７６年にアメリカで起きた、豚インフルエンザワクチン騒動です。

インフルエンザは、それまでの１００年で３回パンデミックが起きていました。スペイン・インフルエンザほどではないものの、通常の季節性インフルエンザの流行に比べて、多くの患者や死者が出る大流行がほとんど前触れなしに起きているのです。

そしていったん収束しても、Ｈ１の次にはＨ２、その次にはＨ３というように、代わる代わる違う亜型が出現し大流行しました。


こうした流行パターンと出現間隔から、次はＨ１が来るという警戒感が高まっていたちょうどその時、本当に豚由来のＨ１の亜型ウイルスの感染者が出て、一人の陸軍の新兵が亡くなりました。関係者の頭をよぎったのは、恐ろしいスペイン・インフルエンザの記憶です。若い兵士が大勢亡くなったあの大流行がまた来る。国民全員が危険にさらされて、大きな被害が出る。

当初の専門家の「かもしれない」レベルの危惧《きぐ》が、大統領まで届く間に「必ず起きる」という情報に置き換わっていき、時の大統領フォードは短期間に国民全員にワクチンを接種するという決断を下します。

ところが、さまざまな障害を乗り越えいざ接種を開始するも、しばらくしてギラン・バレー症候群などの重篤な副反応や、ワクチン接種とは無関係の紛れ込みの有害事象の報告が相次ぎました。10週間で４０００万人以上に接種したものの、その後のワクチン事業は中止。結局感染拡大も起こりませんでした。流行が起きればワクチン戦略は大喝《だいかっ》采《さい》でしたが、莫大な税金を投入したにもかかわらず結果は失敗に終わったのです。

この出来事は、過去のスペイン・インフルエンザから学ぼうとしたものの、専門家の思い込みによって生まれた「確信」が誤った決断を招いた例です。しかし、それは結果的に感染が拡大しなかったためになされた評価であり、本当のところこの決断が間違いだったのかどうかは、誰にも分かりません。

この出来事の教訓は、良い面にも悪い面にも働いている印象です。前者としては、今回の新型コロナで、アメリカ政府がワクチンに関する議論の経過を国民に開示する対応をしていることや、接種者の副反応情報をリアルタイムで把握できるシステムを構築していることがあります。後者としては、残念ながらＷＨＯのパンデミックの認定があまりに慎重で遅れてしまったことが挙げられます。

でも少なくとも、記録を残すことの大切さは明白です。

豚インフルエンザ騒動で米国は、事の始まりから大統領の決断に至るまでの過程を、関係部署すべてを巻き込んで詳細な記録として残したので、この事件から、我々は多くの教訓を学ぶことができています。

今度のパンデミックでワクチン問題を含め、我が政府はかなり迷走しているというのが大方の見方だと思います。大変な試行錯誤の1年半だったと思います。はたして、混乱がどのようにして起きたのか、の記録は残されるのでしょうか。

# 新たなウイルス感染症の発生に備える

１００年前のスペイン・インフルエンザの時期に、米国で撮影された写真を見たことがあります。

思わず笑ってしまいました。

多分、プロのリーグだと思いますが、野球をする人達がマスクをしているのです。バッターもキャッチャーも審判も皆。本人達はいたって大マジメ。そして今の日本のプロ野球ではさすがにやっていないものの、一般の人達が戸外でいつまでもマスクを外せないでいる光景など、日常的に当時と同じような行動をしている１００年後の今に驚きます。

感染症の流行は、他の災害に比べて簡単に忘れ去られてしまいます。エボラも、ＳＡＲＳも、新型インフルエンザも、なくなったわけではないのに、専門家以外はたった数年過ぎただけでほとんど忘れています。

スペイン・インフルエンザも、語られる機会はほとんどありませんでした。日本ではその２年前の１９１６年から、コレラが３年から５年の間隔で大流行をくり返し、その都度《つど》何万人もの人々が、時に10万人を超える人々が亡くなっていました。コレラ以外にもいろいろな感染症で日々、多くの人が命を落としていました。それらに埋もれてしまったことも一因かもしれません。

それでも、同じ時期に起きた関東大震災のことは毎年、防災の日の話題に上っています。関東大震災で亡くなった人は約10万人、スペイン・インフルエンザの日本での死者はその４倍近い数です。

新型コロナの未来もそうでしょうか？　私は多分そうはならないと思いたいですが、今から何年か後には、ワクチンも十分に普及し、治療薬もでき、皆が免疫を持ち、普通の風邪のようなものになっているかもしれません。

そういう時代がある程度続き、ある日、突然また毒性の強いウイルスが出てきた時、「コロナ禍の再来」とパニックになるのでしょうか。

そうならないためには、慌てることなく対応できるメカニズムを作っておかなければなりません。

私達は、今行われていることや社会で起きている事象を関係者の証言も含め、体系的に記録しておく必要があります。感染症の流行状況や措置、「恐れすぎ」から来る差別などの問題、さまざまな政策の決定に至るプロセスや混乱、意味のないおかしな対策と思われるものの数々、あらゆることを明確にしておかねばなりません。

私達が今まさにやっていることの、何が正しく何が間違っているのか。「本当のところは、今は分からない」というのが一番正しい態度かもしれません。何が正しかったかは後の人が決めてくれます。陳腐《ちんぷ》な言い方をすれば、歴史の審判というものかもしれません。

ただ、もし記録を残す作業の中で過ちを見いだしたなら、素直に解析しその原因を明らかにしておくべきです。次に新しい感染症が出現した時、教訓として役立てることができるかもしれないからです。そして最終的には、パンデミックの記録は、将来にわたる人類の財産となります。

さて、１００年後の人達は私達の残した記録を見て、いったいどう思うでしょうか。

## まとめ

- いったん収束したように見えても、ウイルスは完全には消えず、どこかでくすぶり続けている。
- 新型コロナは、治療法が確立されることはあっても、ウイルスそのものを撲滅することはまずできない。
- 過去にパンデミックや世界的広がりを引き起こしたいくつもの病原体が、世界のどこかにくすぶり続けていて再出現が警戒される。だからといって、いたずらに恐れて生活することはできない。
- 私達は、昔と比べ何が分かってどの部分で進歩しているのか？どの部分で相変わらず正しくないことをしているのか？今こそ、歴史から学ばなくてはならない。

装幀　石川直美（カメガイ デザイン オフィス）
カバー画　Lauritta/Shutterstock.com
協力　田中直美　井手晃子
イラスト　さいとうあずみ
ＤＴＰ　美創

〈著者プロフィール〉
**西村秀一（にしむら・ひでかず）**

1955年山形県生まれ。国立病院機構仙台医療センター臨床研究部ウイルスセンター長。専門は呼吸器系ウイルス感染症、特にインフルエンザ。呼吸器系ウイルス感染症研究の日本における中心人物のひとり。

1984年山形大学医学部医学科卒業。医学博士。山形大学医学部細菌学教室助手を経て、1994年4月から米国 National Research Council のフェローとして、米国ジョージア州アトランタにある Centers for Disease Control and Prevention（CDC）のインフルエンザ部門で研究に従事。1996年12月に帰国後、国立感染症研究所ウイルス一部主任研究官を経て、2000年4月より現職。

著書に、井上亮編『新型コロナ「正しく恐れる」』（藤原書店）がある。

訳書に、A・W・クロスビー『史上最悪のインフルエンザ――忘れられたパンデミック〈新装版〉』（みすず書房）、内務省衛生局編『現代語訳 流行性感冒』（平凡社）、D・ゲッツ『感染爆発――見えざる敵＝ウイルスに挑む』（金の星社）、R・E・ニュースタット＋H・V・ファインバーグ『ワクチン いかに決断するか――1976年米国リスク管理の教訓』（藤原書店）、C・コーワン「ヒッポ先生」シリーズ（サイエンティスト社）ほか。

もうだまされない
新型コロナの大誤解

2021年6月25日　第1刷発行
2021年9月30日　第8刷発行

著　者　西村秀一
発行人　見城 徹
編集人　福島広司
編集者　鈴木恵美　杉浦雄大

GENTOSHA

発行所　株式会社 幻冬舎
〒151-0051　東京都渋谷区千駄ヶ谷4-9-7

電話　03（5411）6211（編集）
03（5411）6222（営業）
振替　00120-8-767643
印刷・製本所　株式会社 光邦

検印廃止


ISBN978-4-344-03813-4　C0095
幻冬舎ホームページアドレス　https://www.gentosha.co.jp/

この本に関するご意見・ご感想をメールでお寄せいただく場合は、
comment@gentosha.co.jpまで。